现代康复医学理论与实践

高中领 主编

吉林科学技术出版社

图书在版编目（CIP）数据

现代康复医学理论与实践 / 高中领主编.-- 长春：吉林科学技术出版社, 2018.7

ISBN 978-7-5578-4847-7

Ⅰ. ①现… Ⅱ. ①高… Ⅲ. ①康复医学 Ⅳ. ①R49

中国版本图书馆CIP数据核字(2018)第150096号

现代康复医学理论与实践

出 版 人　李　梁
责任编辑　孟　波　孙　默
装帧设计　韩玉生
开　　本　787mm×1092mm　1/16
字　　数　216千字
印　　张　11.25
印　　数　1-3000册
版　　次　2019年5月第1版
印　　次　2019年5月第1次印刷

出　　版　吉林出版集团
　　　　　吉林科学技术出版社
发　　行　吉林科学技术出版社
地　　址　长春市人民大街4646号
邮　　编　130021
发行部电话/传真　0431-85635177　85651759　85651628
　　　　　　　　　85677817　85600611　85670016
储运部电话　0431-84612872
编辑部电话　0431-85635186
网　　址　www.jlstp.net
印　　刷　三河市天润建兴印务有限公司

书　　号　ISBN 978-7-5578-4847-7
定　　价　68.00元

前　言

随着科学技术的进步、经济的发展、生活水平的提高以及人口的老龄化，人们对生活质量的要求日益提高，健康的概念、医学的模式都已发生了极大的变化。医学不仅要治病救命，而且要考虑存活后的生活、职业能力等，因此，康复医学应成为所有医师必须掌握的一门学科。为适应当前康复医学的发展形势，满足医疗与教学一线人员的需要，编者在参阅大量的书籍基础上结合自身的临床经验编写了《现代康复医学理论与实践》一书。

康复医学是一门新兴学科，是一门涉及多方面的医学专科，且门类繁多，为了满足广大读者的实际需要，编者以较少的篇幅介绍较新、较广的内容，为此文字力求简练，而内容较为丰富；在形式上尽量采取表和文字叙述相结合的方式，力求做到深入浅出。本书以实用性为原则，以循证医学的方法和观点为基础，内容新颖、全面，理论与实践结合紧密，科学性和可操作性高，是一本极具参考价值的专业书籍。

尽管在本书编撰过程中，编者做出了巨大的努力，对稿件进行了多次认真的修改，但由于编写经验不足，加之编写时间有限，书中如存在遗漏之处，敬请广大读者提出宝贵的修改建议，以期再版时修正完善！

目　　录

第一章　康复医学评定

第一节　运动功能评定

一、肌张力评定

（一）定义

肌张力是指肌肉组织在静息状态下的一种不随意的、持续的、微小的收缩。正常肌张力有赖于完整的外周神经和中枢神经系统调节机制以及肌肉本身的特性（如收缩能力、弹性、延伸性等）。肌张力是维持身体各种姿势和正常活动的基础，根据身体所处的不同状态，正常肌张力可分为以下三类。

1.静止性肌张力

是指肌肉处于不活动状态下肌肉具有的张力。

2.姿势性肌张力

是指人体变换各种姿势（如协调的翻身、由坐到站等）时肌肉所产生的张力。

3.运动性肌张力

是指肌肉在运动过程中的张力。

（二）异常肌张力

1.肌张力增高

是指肌张力高于正常静息水平。肌张力增高的状态有痉挛和强直。痉挛是一种由牵张反射高兴奋性所致的、速度依赖的紧张性牵张反射增强伴腱反射亢进为特征的运动障碍。痉挛的速度依赖即为伴随肌肉牵伸速度的增加，痉挛肌的阻力（痉挛的程度）也增高。痉挛性肌张力增高见于锥体束病变，即上肢的屈肌和下肢的伸肌张力增高明显，检查者在做被动活动时，起始感觉阻力较大，但在运动过程中突然感到阻力减小，此现象称折刀现象，是痉挛时最常见的现象。强直，也称僵硬，做关节被动活动时各个方向的阻力是均匀一致的，也就是主动肌和拮抗肌张力同时增加，它与弯曲铅管的感觉类似，因此称为铅管样强直。如伴有震颤则出现规律而断续的停顿，称齿轮样现象，常为锥体外系的损害所致。

2.肌张力低下

是指肌张力低于正常静息水平，对关节进行被动运动时感觉阻力消失的状态。肌张力低下见于下运动神经元疾病、小脑病变、脑卒中弛缓期、脊髓病损的休克期等。

3.肌张力障碍

是一种以张力损害、持续的和扭曲的不自主运动为特征的运动功能亢进性障碍。肌张力障碍可由中枢神经系统缺陷所致，也可由遗传因素（原发性、特发性肌张力障碍）所致。与神经退行性疾患（肝豆状核变性）或代谢性疾患也有一定关系。也可见于张力性肌肉变形或痉挛性斜颈。

（三）肌张力的检查方法

1.病史

如痉挛发生的频率，受累的肌肉及数目，痉挛的利弊，引发痉挛的原因，痉挛的严重程度等。

2.视诊

评定者应注意观察患者肢体或躯体异常的姿态，有无刻板样运动模式、自发性运动有无缺失等。

3.触诊

以触摸肌肉的硬度来判断肌张力。

4.反射

应特别注意检查患者是否存在腱反射亢进等现象。评分标准如下。

－：消失。

±：反射轻度减弱。

＋：反射正常。

＋＋：反射轻度亢进。

＋＋＋：反射中度亢进。

＋＋＋＋：反射高度亢进。

5.被动运动

被动运动检查可发现肌肉对牵张刺激的反应，通过检查者的手来感觉肌肉的抵抗，是最常见的检查方法，它能从一个方面反映肌张力的情况。体会其活动度和抵抗时的肌张力的变化，可发现是否存在肌张力过高、低下，是否有阵挛，并与强直进行比较和鉴别。

6.摆动检查

是以一个关节为中心，主动肌和拮抗肌交互快速收缩，快速摆动，观察其摆动振幅的大小。肌张力低下时，摆动振幅增大，肌张力增高时，摆动幅度减小。

7.其他检查方法

①肌肉僵硬的检查，头的下垂试验。②伸展性检查，是指让肌肉缓慢伸展时，能达到的最大伸展度，主要提示肌张力有无下降。③姿势性肌张力的检查法，让患者变换各种姿势和体位，记录其抵抗状态。④生物力学评定方法。⑤电生理评定方法等。

（四）评定注意事项

由于痉挛的神经性因素，所以临床上同一痉挛患者每天的严重程度是高变异的；痉挛又是速度依赖的，所以涉及牵张反射的痉挛评定方法会因为被动运动的速度问题而影响信度；此外，痉挛量化评定的信度还受患者努力的程度、情感、环境温度、评定同时并存的问题（如尿路结石、感染、膀胱充盈、便秘、压疮、静脉血栓、疼痛及局部肢体受压等可使肌张力增高）、患者的整体健康水平［如发热、代谢和（或）电解质紊乱也可影响肌张力］、药物、患者的体位等的影响。因此，进行痉挛量化评定时，必须使评定的程度严格标准化；重复评定时还应注意选择尽可能相同的时间段和其他评定条件。

（五）肌张力的评价标准

1.正常肌张力评价标准

（1）肌肉外观应具有特定的形态。

（2）肌肉应具有中等硬度和一定的弹性。

（3）近端关节可以进行有效的主动肌与拮抗肌的同时收缩使关节固定。

（4）具有完成抗肢体重力及外界阻力的运动能力。

（5）将肢体被动地放在空间某一位置上，突然松手时，肢体有保持肢位不变的能力。

（6）可以维持主动肌与拮抗肌的平衡。

（7）具有随意使肢体由固定到运动和在运动过程中变为固定姿势的能力。

（8）在需要的情况下，具有可以完成某肌群的协同动作，也可以完成某块肌肉的独立的运动功能的能力。

（9）被动运动时具有一定的弹性和轻度的抵抗。

2.痉挛的评定标准

痉挛的量化评定困难，由此形成了不少量化评定的方法，许多方法正处于不断研究中，现主要介绍较为常用的方法，即修订的 Ashworth 痉挛评定。

3.肌张力弛缓的评定标准

见表 1-1。

表 1-1 弛缓性肌张力的分级

级别	评定标准
轻度	肌张力降低，肌力下降，肢体放在可下垂的位置并放下，肢体仅有短暂抗重力能力，随即落下。能完成功能性动作
中度到重度	肌张力显著降低或消失，肌力零级或Ⅰ级(徒手肌力检查)，把肢体放在抗重力肢位，肢体迅速落下，不能维持规定肢位。不能完成功能性动作

二、肌力评定

肌力是指机体随意运动时肌肉收缩的力量。肌力评定在肌肉、骨骼、神经系统，尤其是周围神经系统的病变中尤为重要。

肌力评定的主要目的是：判断肌力减弱的部位和程度；协助某些神经肌肉疾病损伤进行定位诊断；预防肌力失衡引起的损伤和畸形；评定肌力增强训练的效果。

常用的肌力评定方法有徒手肌力检查(MMT)、应用简单器械的肌力测试、等速肌力测试。

(一)徒手肌力检查

1.定义

MMT 是通过被检查者自身重力和检查者用手施加阻力而产生的主动运动来评定肌肉或肌群力量的方法。此方法简便、易行、科学、实用，在临床中得到广泛应用。其缺点是 MMT 只能表明肌力的大小，不能表明肌肉收缩耐力；定量分级标准较粗略；较难以排除测试者主观评价的误差。

应用徒手肌力检查的一般原则：①大脑支配的是运动而不是一块或一组肌肉的收缩：因此 MMT 是有关的主要动作肌和辅助肌共同完成的运动。②学习 MMT，必须具备一定的解剖、生理知识，包括每一块肌肉的起止点、肌纤维的走向、肌肉的作用、引起关节运动的方向和角度，以及当一肌肉力量减弱或消失时可能出现的代偿运动等。只有熟练掌握必要的基本理论与基础知识，才能理解和掌握此项检查技术。③MMT 一块或一组肌群的随意收缩。中枢神经系统疾病所致的偏瘫及脑性瘫痪，由于受到原始反射的影响而导致痉挛和出现异常的运动模式，不能完成分离运动。

2.分级标准

通常采用6级分级法,各级肌力的具体标准见表1-2。

表1-2　MMT肌力分级标准

级别	名称	标准	相当正常肌力的%
0	零(O)	无可测知的肌肉收缩	0
1	微缩(T)	有轻微肌肉收缩,但不能引起关节活动	10
2	差(P)	解除重力的影响,能完成全关节活动范围的运动	25
3	尚可(F)	能抗重力完成关节全范围运动,但不能抗阻力	50
4	良好(G)	能抗重力及轻度阻力,完成关节全范围运动	75
5	正常(N)	能抗重力及最大阻力,完成关节全范围运动	100

每一级又可以用"+"和"-"号进一步细分。如测得的肌力比某级稍强时,可在该级的右上角加"+"号,稍差时则在右上角加"-"号,以补充分级的不足。最近由Daniels和Worthingham主编的第6版《新徒手肌力检查法》中,取消了各级的"+"、"-",仅保留了"3+"和"2-"。"3+"的标准是在满足3级肌力标准的前提下,在关节活动的最后部分能对抗轻度的抵抗。"2-"的标准是在解除肢体重力的影响下,仅能在关节活动范围内完成部分的运动。

3.肌力评定的适用范围和慎用情况

(1)适用范围:下运动神经元病损、原发性肌病、骨关节疾病等。

(2)慎用情况:严重疼痛、关节活动极度受限、严重的关节积液或滑膜炎、软组织损伤后刚刚愈合、骨关节不稳定、关节急性扭伤或拉伤等为绝对慎用;疼痛、关节活动受限、亚急性或慢性扭伤或拉伤、心血管疾病为相对慎用。

4.检查注意事项

(1)如为单侧肢体病变,先检查健侧肢体同名肌的肌力,以便患侧与其比较。

(2)当主动肌肌力减弱时,协同肌可能取代被检的主动肌而引起代偿运动。避免代偿动作的方法是被检肌肉或肌群应摆放在正确的位置,检查者的固定方法要得当。

(3)重复检查同一块肌肉的最大收缩力时,前后检查以间隔2分钟为宜。

(4)正常肌力受年龄、性别、身体形态及职业的影响而存在个体差异。因此,在进行3级以上肌力检查时,给予阻力的大小要根据被检者个体情况来决定。

(5)检查不同肌肉时需采取相应的检查体位。但为了方便患者,检查者应在完成一种体位时的所有肌力检查内容后,再令患者变化体位,即应根据体位来安排检查的顺序。

(6)检查者的位置,以尽量靠近被检者,便于固定、实施手法,但以不妨碍运动为宜。

(7)施加阻力时,要注意阻力的方向与肌肉或肌群牵拉力方向相反;施加的阻力点应在肌肉附着段的远端部位。对肌力达4级以上时,所作抗阻须连续施加,并保持与运动相反的方向。

(8)选择适合的测试时机,疲劳时、运动后或饱餐后不宜进行。

(二)简单器械的肌力测试

在肌力较强(超过3级)时,为了进一步作较准确的定量评定,可用专门的器械进行测试。常用的方法有握力测试、捏力测试、背肌力测试、四肢肌群肌力测试等。

1.握力测试

用握力计测试握力大小。握力计有多种型号,但用法和结果基本一致,握力大小以握力指数评定。握力指数=手握力(kg)/体重(kg)×100%。握力指数正常值为大于50。测试时将把手调至适当宽度,测试时立位或坐位,上肢在体侧下垂,屈肘90°,前臂和腕中立位,用力握2~3次,取最大值。检查时避免用上肢其他肌群来代偿。

2.捏力测试

用捏力计测试拇指与其他手指间的捏力大小。检测时调整好捏力计,用拇指分别与其他手指相对捏压捏力计2~3次,取最大值。捏力主要反映拇对掌肌和其他四指屈曲肌的肌力,正常值约为握力的30%。

3.背肌力测试

用拉力计测定背肌力的大小,以拉力指数评定。拉力指数=拉力(kg)/体重(kg)×100%。拉力指数正常值:一般男性为体重的1.5~2倍(150%~200%),女性为体重的1~1.5倍(100%~150%)。测试时两膝伸直,将拉力计把手调至膝关节高度,两手抓住把手,然后伸腰用力上拉把手。进行背拉力测试时,腰椎应力大幅度增加,易引起腰痛发作,故不适用于腰痛患者及老年人。

4.四肢肌群的肌力测试

在标准姿势下通过钢丝绳与滑车装置牵拉固定的测力计,可测试四肢各组肌群(如腕、肩、踝的屈伸肌群及肩外展肌群)的肌力。

(三)等速肌力测试

需要借助特定的等速测试仪来测试,如Cybex、Biodex、Kin-Com、Lido、Ariel等多种型号供选择。等速运动是在整个运动过程中运动速度(角速度)保持不变的一种肌肉收缩方式。等速仪器内部有特制的机构使运动的角速度保持恒定，可以记录不同运动速度下、不同关节活动范围内某个关节周围拮抗肌的肌肉峰力矩、爆发力、耐力、功率、达到峰力矩的时间、角度、标准位置和标准时间下的力矩、屈/伸比值、双侧同名肌肉的力量相差值、肌力占体重的百分率等一系列数据。等速肌力测试的优点是：能提供肌力、肌肉做功量和功率输出、肌肉爆发力和耐力等多种数据；可同时完成一组拮抗肌的测试，还可以分别测定向心收缩、离心收缩及等长收缩等数据；测试参数全面、精确、客观。等速肌力测试已被认为是肌肉功能评价及肌肉力学特性研究的最佳方法。等速肌力测试的缺点是：测试仪器价格昂贵，操作较复杂，不同型号的仪器测试的结果有显著差异，无可比性。

三、关节活动范围测定

关节活动范围（ROM）是指关节运动时所通过的运动弧，常以度数表示，亦称关节活动度。关节活动度是衡量一个关节运动量的尺度。

主动关节活动度（AROM）：关节运动是通过人体自身的主动随意运动而产生的运动弧。测量某一关节的 AROM 实际上是评定被检查者肌肉收缩力量对关节活动度的影响。

被动关节活动度（PROM）：关节运动是通过外力如治疗师的帮助而产生的运动弧。正常情况下，被动运动至终末时产生一种关节囊内的、不受随意运动控制的运动。因此，PROM 略大于 AROM。

关节活动受限的常见原因：随着年龄增大，人体老化，关节形态也在发生变化（如退行性脊柱炎、退行性关节炎、骨质疏松等），这些退行性变化可使关节活动范围下降；关节、软组织、骨骼病损所致的疼痛与肌肉痉挛；制动、长期保护性痉挛、肌力不平衡及慢性不良姿势等所致的软组织缩短与挛缩；关节周围软组织瘢痕与粘连；关节内损伤与积液、关节周围水肿；关节内游离体；关节结构异常；各种病损所致肌肉瘫痪或无力；运动控制障碍等。

关节活动范围测定的主要目的：发现 ROM 范围障碍的程度；根据整体的临床表现，大致分析可能的原因；为选择治疗方法提供参考；作为治疗过程中评定效果的手段。

（一）测量方法

1.测量工具

测量工具有多种，如通用量角器、电子量角器、皮尺等。必要时可以拍 X 线片或用摄像机拍摄进行测量分析。皮尺用于特殊部位的测量，如脊柱活动度、手指活动度等。临床上最常采用量角器测量。量角器是通过对关节的近端和远端骨运动弧度的测量而获得量化的结果。

(1)量角器的构成:量角器又称关节角度尺。通用量角器是由一个带有半圆形或圆形角度计的固定臂及一个普通长度尺(称为移动臂)组成,两臂交点用铆钉固定,为量角器的中心。两臂以轴心为轴,可自由转动,随着关节远端肢体的移动,在量角器刻度盘上读出关节活动度。由于量角器使用简单,携带方便,故在临床中被广泛应用。量角器可由金属或塑料制成,其规格不等。

(2)量角器的选择:量角器的长度从7.5～40cm不等。检查者根据所测关节的大小,选择合适的量角器。如测膝关节、髋关节等大关节时应选择40cm长臂的量角器,而测量手或趾关节时,应选用7.5cm短臂的量角器。

(3)量角器的摆放:测量时,量角器的轴心(中心)应对准关节的运动轴中心;固定臂与构成关节的近端骨的长轴平行,移动臂与构成关节的远端骨的长轴平行(当患者有特殊障碍时可以变化)。例如,测量肩关节屈曲时,量角器轴心位于肱骨头中心点的外侧面,固定臂与腋中线平行,移动臂与肱骨长轴平行。

电子量角器的固定臂和移动臂为2个电子压力传感器,刻度判为液晶显示器。显示器可以与固定臂和移动臂固定在一起,也可以通过连接线与两条臂相连。电子量角器重复性好,使用方便,精确度优于通用量角器。

2.体位

确定关节运动范围的方法为关节运动委员会推荐的中立位法,即解剖学立位时肢位定为“零”起始点。测量旋转度时则选正常旋转范围的中点作为“零”起始点。另外,检查者要保证被检者体位舒适,测量在全关节活动范围不受限的解剖位上进行。例如,测量前臂旋前、旋后角度时,应取坐位,上臂紧靠躯干,肘关节屈曲90°,前臂呈中立位。可让受检者手中手中握一支笔,与地面垂直,以确认体位的正确与否。

3.固定

被测量的关节在运动时,如其他关节参与,将会出现代偿动作,其结果是产生一个较大的ROM。为了防止这样的假象发生,应在构成关节的远端骨运动时充分固定近端骨。固定方法可以借助体重、体位以及测量者所施加的外力。

(二)关节活动度测量的适用范围和慎用范围

1.适用范围

当关节水肿、疼痛,肌肉痉挛、短缩,关节囊及周围组织的炎症及粘连,皮肤瘢痕等发生时,会影响关节的运动功能,这些情况需要进行ROM测量。关节炎、痛风、截肢、关节周围软组织损伤以及关节继发性损害患者，ROM测量是必查项目。

2.慎用范围

关节脱位或骨折未愈合；刚刚经历肌腱、韧带、肌肉手术后；骨化性肌炎。

（三）评定分析及测量的注意事项

为使测试结果准确可靠以及作出合理评价，必须注意以下几点。

1.熟悉关节的解剖位、中立位和关节的运动方向。

2.测量前要对患者说明方法，取得合作，防止出现错误的姿势和代偿运动。

3.根据测量部位选择适当的关节角度测量工具。

4.读取量角器刻度盘上的刻度时，刻度应与视线同高。

5.关节测量尺的轴心、固定臂和移动臂要严格按规定方法实施。最好由专人进行，以提高检查的精确性。

6.被动运动关节时手法要柔和，速度要缓慢、均匀，尤其对伴有疼痛和痉挛的患者不能做快速运动。

7.通常应先测量关节的主动活动范围，后查被动活动范围。关节的主动与被动活动范围明显不一致时，提示运动系统存在问题，如肌肉瘫痪、肌腱粘连等，应分别记录。评价关节本身活动范围应以被动活动度为准。

8.应与健侧相应关节测量进行比较，亦应测量与之相邻的上下关节的活动范围。

9.关节活动度测定方法尚缺乏统一规范。但在同一单位内必须统一。对测定时所观察到的内容要记录在备注中，如关节变形、肿胀、疼痛、痉挛、挛缩及测定时患者的反应等。

四、步态分析

步行是指通过双足的交互动作移行机体的人类特征性活动。步态是人类步行的行为特征。正常步行并不需要思考，然而步行的控制十分复杂，包括中枢命令、身体平衡和协调控制，涉及下肢各关节和肌肉的协同运动，也与上肢和躯干的姿态有关。步态还涉及人的行为习惯，受到职业、教育、年龄、性别的影响，也受到各种疾病的影响。任何环节的失调都可能影响步行和步态，而异常也有可能被代偿或掩盖。步行障碍是对残疾者日常生活活动影响最大的功能障碍之一，也是残疾者最迫切需要消除的功能障碍。

步态分析是研究步行规律的检查方法，旨在通过生物力学和运动学手段，揭示步态异常的关键环节和影响因素，从而指导康复评定和治疗；也有助于临床诊断、疗效评定、机制研究等。这是医学生和康复医学专业人员需要了解的重要内容。

（一）步行周期

步行周期是指一侧下肢完成从足落地到再次落地的时间过程，根据下肢在步行时的空间位置分为支撑相和摆动相。

1.支撑相

指下肢接触地面和承受重力的时间，占步行周期的60%。支撑相大部分时间是单足支撑。步行与跑步的关键差别在于步行有双足支撑的时间，称为双支撑相，相当于支撑足首次触地及承重反应期或对侧足的减重反应和足离地时期。双支撑相的时间与步行速度呈反比。步行障碍时往往首先表现为双支撑相时间延长，以增加步行稳定性。

（1）支撑相早期：指支撑相开始阶段，包括首次触地和承重反应，占步行周期的10%～12%。①首次触地，是指足跟接触地面的瞬间，下肢前向运动减速，落实足进入支撑相的位置，是支撑相异常最常见的时期。②承重反应，是指首次触地之后重心由足跟向全足转移的过程。③地面反作用力（GRF），是体重和加速度的综合，正常步速时为体重的120%～140%，步速越快，GRF越高。下肢承重能力降低时可以通过减慢步速，减少GRF对活动的影响。

（2）支撑相中期：指支撑相中间阶段。此时支撑足全部着地，对侧足处于摆动相，是唯一单足支撑全部重力的时相，正常步速时大约为步行周期的38%～40%。主要功能是保持膝关节稳定，控制胫骨前向惯性运动，为下肢向前推进做准备。参与的肌肉主要为腓肠肌和比目鱼肌。下肢承重力小于体重或身体不稳定时此期缩短，以将重心迅速转移到另一足，保持身体平衡。

（3）支撑相末期：指下肢主动加速蹬离的阶段，开始于足跟抬起，结束于足离地，约为步行周期的10%～12%。此阶段身体重心向对侧下肢转移，又称为摆动前期。在缓慢步行时可以没有蹬离，而只是足趾离开地面。踝关节保持跖屈，髋关节主动屈曲。

2.摆动相

指足离开地面向前迈步到再次落地之间的阶段，占步行周期的40%。

（1）摆动相早期：指足刚离开地面的阶段，主要的动作为足廓清地面和屈髋带动屈膝，加速肢体前向摆动，占步行周期的13%～15%。

（2）摆动相中期：指迈步的中间阶段，足廓清仍然是主要任务，占步行周期的10%。

（3）摆动相末期：指迈步即将结束，足在落地之前的阶段，主要动作是下肢前向运动减速，准备足着地的姿势，占步行周期的15%。

3.肌肉活动

肌肉活动是步行动力的基础。参与步行控制的肌肉数量和质量均有很大的储备力，因此关节运动与肌肉活动关联复杂。步态异常与肌肉活动的异常通常有密切关联。动态肌电图对于问题的鉴别起关键作用。因此是步态分析必要的组成。

（二）临床步态分析

1.分析内容

（1）病史回顾：病史是判断步态障碍的前提。步态分析前必须仔细询问现病史、既往史、手术史、康复治疗措施等基本情况。同时要明确诱发步态异常和改善步态的相关因素。

（2）体格检查：体检是判断步态障碍的基础，特别是神经系统和骨关节系统的检查。体检的重点在生理反射和病理反射、肌力和肌张力、关节活动度、感觉（触觉/痛觉/本体感觉）、压痛、肿胀及皮肤状况（溃疡/颜色）等。

（3）步态观察：一般采用自然步态。观察包括前面、侧面和后面。需要注意步行节律、稳定性、流畅性、对称性、重心偏移、手臂摆动、关节姿态、患者神态与表情、辅助装置（矫形器、助行器）的作用等。在此基础上，可以要求患者加快步速，减少足接触面（踮足或足跟步行）或步宽（两足沿中线步行），以凸现异常；也可以通过增大接触面或给予支撑（足矫形垫或矫形器），以改善异常，从而协助评定。

2.诊断性阻滞

指对靶肌肉诊断性注射局部麻醉剂，以鉴别动态畸形和静态畸形。动态畸形指肌肉痉挛或张力过高导致肌肉控制失平衡，使关节活动受限，诊断性阻滞可明显改善功能。静态畸形指骨骼畸形以及关节或肌肉挛缩导致的关节活动受限，诊断性阻滞无作用。

3.步态障碍的影响因素

（1）骨关节因素：由于运动损伤、骨关节疾病、先天畸形、截肢、手术等造成的躯干、骨盆、髋、膝、踝、足静态畸形和两下肢长度不一。疼痛和关节松弛等也对步态产生明显影响。

（2）神经肌肉因素：中枢神经损伤，包括脑卒中、脑外伤、脊髓损伤和疾病、脑性瘫痪、帕金森病等造成的痉挛步态、偏瘫步态、剪刀步态、共济失调步态、蹒跚步态等。原发性原因是肌肉张力失衡和肌肉痉挛；继发性因素包括关节和肌腱挛缩畸形、肌肉萎缩、代偿性步态改变等。

（三）三维步态分析

1.运动学分析

是研究步行时肢体运动时间和空间变化规律的科学方法，主要包括：人体重心分析、廓清机制、步行时间-空间测定和肢体节段性运动测定。

(1)人体重心：位于第2骶骨前缘，两髋关节中央。直线运动时是身体摆动最小的部位。步行时减少重心摆动是降低能耗的关键。人体重心偏移主要包括以下几点。

1)骨盆前后倾斜，摆动侧的髋关节前向速度高于支撑侧，造成骨盆前倾。

2)骨盆左右倾斜，摆动侧骨盆平面低于支撑侧。

3)骨盆侧移，支撑相骨盆向支撑腿的方向侧移。

4)纵向摆动，重力中心在单支撑相最高，双支撑相最低。上下摆动8～10cm。

5)膝关节支撑相早期屈曲，支撑侧膝关节屈曲15°。

6)体重转移，支撑侧早期在跖屈肌的作用下体重由足跟转移到全足。

7)膝关节支撑相晚期屈曲，支撑侧膝关节屈曲30°～40°。

(2)廓清机制：主要包括摆动相早期-中期髋关节屈曲，摆动相早期膝关节屈曲，摆动相中-末期踝关节背屈。骨盆稳定性参与廓清机制。支撑相也有一定影响。

(3)时间-空间参数测定：传统的测定方法为足印法，即在足底涂上墨汁，在步行通道(一般为4～6m)铺上白纸。受试者走过白纸，用秒表记录步行时间，并通过足迹测量步行空间。现代实验室也可采用数字化三维分析或电子步态分析系统。主要参数为：①步长，指一足着地至对侧足着地的平均距离。国内也有称之为步幅。②步长时间，指一足着地至对侧足着地的平均时间。③步幅，指一足着地至同一足再次着地的距离，也可称为跨步长。④平均步幅时间，相当于支撑相与摆动相之和。⑤步频，指平均步数(步/分)。步频＝60(秒)÷步长平均时间(秒)。由于步长时间两足不同，所以一般取其均值。要按左右步长单独计算步频，以表示两侧步长的差异。⑥步速，指步行的平均速度(m/s)，步速＝步幅÷步行周期。⑦步宽，也称之为支撑基础，指两足跟中心点或重力点之间的水平距离，也有采用两足内侧缘或外侧缘之间的最短水平距离。左右足分别计算。⑧足偏角，指足中心线与同侧步行直线之间的夹角。左右足分别计算。

(4)节段性运动测定：节段性运动测定是指步行时关节活动角度的动态变化及其与时相之间的关系。常用的分析方式有：摄像分析：在4～8m的步行通道的前面和侧面设置2台摄像机，记录步行过程，并采用同步慢放的方式，将受试者的动作分解观察和分析。三维数字化分析：通过 2～6 台数字化摄像机获取步行时关节标记的反射信号，转换为数字信号，通过电脑进行三维图像重建和分析关节角度变化、速率和时相。

2.动力学分析

是对步行作用力和反作用力的强度、方向和时间的研究方法。步行动力特征包括下面几方面。

(1)地面反作用力(GRF)：正常步行时 GRF 呈双峰型。下肢承重能力降低或步行速度降低时，GRF 双峰曲线降低或消失。

(2)剪力：前后剪力表现为反向尖峰图形。左右剪力形态相似，但是幅度较小。

(3)力矩：力矩通常指力和力臂的乘积。但是关节运动时的力矩是指身体惯性质量矩和关节运动弧加速度的乘积，受肌力、关节稳定度和运动速度的影响。关节运动力矩的计算公式是：$T=Ia$。其中 T 是力矩，以 N·m 表示，I 是惯性质量矩，以 $N \cdot m \cdot s^2$ 表示，a 是角加速度，以 r/s^2 表示。

(4)测力平台：用于记录步行时压力变化的规律。

(5)足测力板：采用特制超薄的测力垫插入受试者的鞋内，测定站立或步行时足底受力的静态或动态变化，协助设计矫形鞋和纠正步态。

3.动态肌电图(EMG)

动态肌电图用于检测步行时肌肉活动与步行的关系。表浅肌肉一般采用表面电极，置放于与相邻肌肉距离最远并且接近肌腹的部位。深部肌肉可以采用置入式线电极，其导线表面有绝缘物质覆盖，导线两端裸露，一端与肌肉接触，另一端与肌电图仪连接。

(四)常见异常步态

1.基础分类

(1)支撑相障碍：下肢支撑相的活动属于闭链运动，足、踝、膝、髋、骨盆、躯干、上肢、颈、头均参与步行姿势。闭链系统的任何改变都将引起整个运动链的改变，远端承重轴(踝关节)对整体姿态的影响最大。①支撑面异常，足内翻、足外翻、单纯踝内翻和踝内翻伴足内翻、单纯踝外翻和踝外翻伴足外翻、足趾屈曲、踇趾背伸。②肢体不稳，由于肌力障碍或关节畸形导致支撑相踝过分背屈、膝关节屈曲或过伸、膝内翻或外翻、髋关节内收或屈曲，致使肢体不稳。③躯干不稳，一般为髋、膝、踝关节异常导致的代偿性改变。

(2)摆动相障碍：摆动相属于开链运动，各关节可以有孤立的姿势改变，但是往往引起对侧下肢姿态发生代偿性改变；近端轴(髋关节)的影响最大。①肢体廓清障碍，垂足、膝僵硬、髋关节屈曲受限、髋关节内收受限。②肢体行进障碍，膝僵硬、髋关节屈曲受限或对侧髋关节后伸受限、髋关节内收。

2.常见步态异常现象

（1）足内翻：多见于上运动神经元病变患者，常合并足下垂和足趾卷曲。步行时足触地部位主要是足前外侧缘，特别是第5跖骨基底部，常有承重部位疼痛，导致踝关节不稳，进而影响全身平衡。支撑相早期和中期由于踝背屈障碍，可能造成支撑相中期和末期膝关节过伸。髋关节可发生代偿性屈曲，患肢地面廓清能力降低。相关肌肉包括：胫前肌、胫后肌、趾长屈肌、腓肠肌、比目鱼肌、踇长伸肌和腓骨长肌。

（2）足外翻：骨骼发育尚未成熟的儿童或年轻患者多见（例如脑性瘫痪），表现为步行时足向外侧倾斜，支撑相足内侧触地，可有足趾屈曲畸形。可以导致舟骨部位胼胝生成和足内侧（第1跖骨）疼痛，明显影响支撑相负重。步行时身体重心主要落在踝前内侧。踝背屈往往受限，同样影响胫骨前向移动，增加外翻。严重畸形者可导致两腿长度不等，跟距关节疼痛和踝关节不稳。支撑相早期可有膝关节过伸，足蹬离力量减弱。摆动相踝关节跖屈导致肢体廓清障碍（膝和髋关节可有代偿性屈曲）。相关肌肉包括：腓骨长肌、腓骨短肌、趾长屈肌、腓肠肌、比目鱼肌。

（3）足下垂：足下垂指摆动相踝关节背屈不足，常与足内翻或外翻同时存在，可导致廓清障碍。代偿机制包括：摆动相增加同侧屈髋、屈膝，下肢划圈行进，躯干向对侧倾斜。常见病因是胫前肌无活动或活动时相异常。单纯的足下垂主要见于脊髓损伤、脊髓灰质炎和外周神经损伤。

（4）足趾卷曲：支撑相足趾保持屈曲，常合并足下垂和内翻，多见于中枢神经损伤、长期制动和挛缩。穿鞋步行时足趾尖和跖趾关节背面常有疼痛，表现为疼痛步态。相关肌肉包括：趾长屈肌、蹋长伸肌和屈肌，

（5）蹋趾背伸：多见于中枢神经损伤患者，支撑相和摆动相蹋趾均背屈，常伴有足下垂和足内翻。主诉支撑相蹋趾和足底第一跖趾关节处疼痛，表现为疼痛步态。相关肌肉包括：腓肠肌、踇长伸肌、趾长屈肌、胫前肌和胫后肌。

（6）膝塌陷步态：小腿三头肌（比目鱼肌为主）无力或瘫痪时，胫骨在支撑相中期和末期前向行进过分，支撑相膝关节过早屈曲，同时伴有对侧步长缩短，同侧足推进延迟，如果患者采用增加股四头肌收缩的方式避免膝关节过早屈曲，并稳定膝关节，将导致同侧膝关节在支撑相末期屈曲延迟，最终导致伸膝肌过用综合征。在不能维持膝关节稳定时往往使用上肢支撑膝关节，以进行代偿。相关肌肉包括：小腿三头肌和股四头肌。

(7)膝僵直:常见于上运动神经元患者。支撑相晚期和摆动初期的关节屈曲角度<40°(正常为60°),同时髋屈曲程度及时相均延迟。摆动相膝屈曲是由髋屈曲带动,髋屈曲减少将减少膝屈曲度,从而减少其摆动相力矩,结果导致拖足。患者往往在摆动相采用划圈步态、尽量抬髋或对侧下肢踮足(过早提踵)来代偿。相关肌肉包括:股直肌、股中间肌、股内肌和股外肌、髂腰肌、臀大肌和腘绳肌。

(8)膝过伸:膝过伸很常见,但一般是代偿性改变,多见于支撑相中末期。一侧膝关节无力可导致对侧代偿膝过伸;跖屈肌痉挛或挛缩导致膝过伸;膝塌陷步态时采用膝过伸代偿;支撑相伸膝肌痉挛;躯干前屈时重力线落在膝关节中心前方,促使膝关节后伸以保持平衡。

(9)膝屈曲:指支撑相和摆动相都保持屈膝姿势,称为蹲伏步态。患者步长缩短,股四头肌过度负荷,以稳定膝关节。相关肌肉包括:腘绳肌、股四头肌、腓肠肌、比目鱼肌。

(10)髋过屈:表现为支撑相髋关节屈曲,特别在支撑相中末期。如果发生在单侧下肢,则对侧下肢呈现功能性过长,步长缩短,同时采用抬髋行进或躯干倾斜以代偿摆动相的廓清功能。相关肌肉包括:髂腰肌、股直肌、髋内收肌、伸髋肌和棘旁肌。

(11)髋内收过度:髋关节内收过度,即剪刀步态,常见于脑性瘫痪。摆动相髋内收,与对侧下肢交叉,步宽或足支撑面缩小,致使平衡困难,同时影响摆动相地面廓清和肢体前向运动。此外还干扰生活活动,如穿衣、卫生、如厕和性生活。相关肌肉包括:髋内收肌群、髋外展肌群、髂腰肌、耻骨肌、缝匠肌、内侧腘绳肌和臀大肌。

(12)髋屈曲不足:屈髋肌无力或伸髋肌痉挛/挛缩可造成髋关节屈曲不足,引起廓清障碍。患者可通过髋关节外旋,采用内收肌收缩来代偿。对侧鞋抬高可以适当代偿。

3.外周神经损伤导致的异常步态

(1)臀大肌步态:臀大肌是主要的伸髋及脊柱稳定肌。在足触地时控制重心向前。肌力下降时其作用由韧带支持及棘旁肌代偿,导致在支撑相早期臀部突然后退,中期腰部前凸,以保持重力线在髋关节之后。腘绳肌可以部分代偿臀大肌,但是外周神经损伤时,腘绳肌与臀大肌的神经支配往往同时损害。臀大肌步态表现出支撑相躯干前后摆动显著增加,类似鹅行姿态,又称为鹅步。

(2)臀中肌步态:患者在支撑相早期和中期骨盆向患侧下移超过5°,髋关节向患侧凸,患者肩和腰出现代偿性侧弯,以增加骨盆稳定度。臀中肌步态表现为支撑相躯干左右摆动显著增加，类似鸭行，又称为鸭步。

(3)屈髋肌无力步态：屈髋肌是摆动相主要的加速肌，肌力降低造成肢体行进缺乏动力，只有通过躯干在支撑相末期向后，摆动相早期突然向前摆动来进行代偿，患侧步长明显缩短。

(4)股四头肌无力步态：股四头肌无力使支撑相早期膝关节处于过伸位，用臀大肌保持股骨近端位置，用比目鱼肌保持股骨远端位置，从而保持膝关节稳定。膝关节过伸导致躯干前屈，产生额外的膝关节后向力矩。长期处于此状态将极大地增加膝关节韧带和关节囊负荷，导致损伤和疼痛。

(5)踝背屈肌无力步态：在足触地后，由于踝关节不能控制跖屈，所以支撑相早期缩短，迅速进入支撑相中期。严重时患者在摆动相出现足下垂，导致下肢功能性过长，往往以过分屈髋屈膝代偿(上台阶步态)，同时支撑相早期由全脚掌或前脚掌先接触地面。

(6)腓肠肌/比目鱼肌无力步态：表现为膝塌陷步态。

4.中枢神经疾病常见的异常步态

(1)偏瘫：偏瘫患者常见股四头肌痉挛导致膝关节屈曲困难，小腿三头肌痉挛导致足下垂、胫后肌痉挛导致足内翻。多数患者摆动相时骨盆代偿性抬高、髋关节外展外旋，患侧下肢向外侧划弧迈步的姿态，称为划圈步态。在支撑相，由于足下垂，限制胫骨前向运动，因此往往采用膝过伸的姿态代偿。同时由于患肢的支撑力降低，患者一般通过缩短患肢的支撑时间来代偿。部分患者还可以采用侧身，健腿在前，患腿在后，患足在地面拖行的步态。

(2)截瘫：截瘫患者如果损伤平面在L3以下，有可能独立步行，但是由于小腿三头肌和胫前肌瘫痪，摆动相患者有显著的足下垂，只有增加屈髋跨步来克服地面廓清的障碍，称之为跨槛步态。足落地时缺乏踝关节控制，所以稳定性降低，患者通常采用膝过伸的姿态以增加膝关节和踝关节的稳定性。L3以上平面损伤的步态变化很大，与损伤程度有关。

(3)脑性瘫痪：脑性瘫痪患者根据神经损害的特点，分为痉挛型和共济失调型。痉挛型患者常见小腿肌肉痉挛导致足下垂和足外翻或足内翻、股内收肌痉挛导致摆动相足偏向内侧、腘绳肌痉挛导致膝关节屈曲等，表现为踮足剪刀步态。而共济失调型的患者由于肌肉张力的不稳定，步行时通常通过增加足间距来增加支撑相稳定性，通过增加步频来控制躯干的前后稳定性，通过上身和上肢摆动的协助，来保持步行时的平衡。因此在整体上表现为快速而不稳定的步态，类似于醉汉的行走姿态。

(4)帕金森病:帕金森病以普遍性肌肉张力异常增高为特征,因此表现为步行启动困难、下肢摆动幅度减小、髋膝关节轻度屈曲、重心前移、步频加快以保持平衡,表现为慌张步态。

五、平衡与协调功能评定

(一)平衡功能评定

1.定义

平衡是指身体所处在的一种姿势状态以及在运动或受到外力作用时自动调整并维持姿势的一种能力。姿势是指躯体的一种非强制性、无意识状态下的自然状态。为了保持平衡,人体重心(COG)必须垂直地落在支撑面的范围内。支撑面是指人体在各种体位下(卧、坐、站立、行走)所依靠的接触面。站立时的支撑面为包括两足底在内的两足之间的面积。支撑面的大小影响身体平衡。当身体的重心落在支撑面内,人体就保持平衡,反之,重心落在支撑面之外时就失去平衡。

2.分类

人体平衡可以分为以下两大类。

(1)静态平衡:人体处于某种特定的姿势,例如坐或站时保持稳定的状态。

(2)动态平衡:包括两个方面:①自动动态平衡,是指人体在进行各种自主运动时能重新获得稳定状态的能力,例如,由坐到站或由站到坐的姿势转换;②他动动态平衡,是指人体对外界干扰,例如推、拉等产生反应、恢复稳定状态的能力。

3.人体平衡的维持机制

保持平衡需要三个环节的参与:感觉输入,中枢整合,运动控制。而前庭系统,视觉调节系统、身体本体感觉系统、大脑平衡反射调节、小脑共济协调系统以及肌群的力量在人体平衡功能的维持上都起到了重要作用。

(1)感觉输入:适当的感觉输入,特别是躯体、前庭和视觉信息对平衡的维持和调节具有前馈和反馈的作用。

视觉系统:由视网膜收集经视通路传入视中枢,提供周围环境及身体运动和方向的信息。在视环境静止不动的情况下视觉系统能准确感受环境中物体的运动以及眼睛和头部的视空间定位。当身体的平衡因躯体感觉受到干扰或破坏时,视觉系统通过颈部肌肉收缩使头保持向上直立位和保持水平视线来使身体保持或恢复到原来的直立位,从而获得新的平衡。如果去除或阻断视觉输入如闭眼或戴眼罩,姿势的稳定性将较睁眼站立时显著下降。这也是视觉障碍者或老年人平衡能力降低的原因之一。

躯体感觉：平衡的躯体感觉包括皮肤感觉（触、压觉）和本体感觉。在维持身体平衡和姿势的过程中，与支撑面相接触的皮肤触、压觉感受器向大脑皮质传递有关体重的分布情况和身体重心的位置；分布于肌肉、关节及肌腱等处的本体感受器（螺旋状感觉神经末梢）收集随支持面而变化的信息（如面积、硬度、稳定性以及表面平整度等而出现的有关身体各部位的空间定位和运动方向），经深感觉传导通路向上传递。正常人站立在固定的支撑面上时，足底皮肤的触、压觉和踝关节的本体感觉输入起主导作用，当足底皮肤和下肢本体感觉输入完全消失时，人体失去感受支持面情况的能力，姿势的稳定性立刻受到严重影响，此时，闭目站立时身体倾斜、摇晃，并容易跌倒。

前庭系统：感知与角加速度运动和瞬时直线加速运动及与直线重力加速有关的头部位置改变的信息。在躯体感觉和视觉系统正常的情况下，前庭冲动在控制人体重心位置上的作用很小。只有当躯体感觉和视觉信息输入均不存在（被阻断）或输入不准确而发生冲突时，前庭系统的感觉输入在维持平衡的过程中才变得至关重要。

（2）中枢整合：三种感觉信息在包括脊髓、前庭核、内侧纵束、脑干网状结构、小脑及大脑皮质等多级平衡觉神经中枢中进行整合加工，并形成产生运动的方案。当体位或姿势变化时，为了判断人体重心的准确位置和支持面情况，中枢神经系统将三种感觉信息进行整合，迅速判断何种感觉所提供的信息是有用的，何种感觉所提供的信息是相互冲突的，从中选择出那些提供准确定位信息的感觉输入，放弃错误的感觉输入。

（3）运动控制：中枢神经系统在对多种感觉信息进行分析整合后下达运动指令，运动系统以不同的协同运动模式控制姿势变化，将身体重心调整回到原来的范围内或重新建立新的平衡。

当平衡发生变化时，人体通过三种调节机制或姿势性协同运动模式来应变，包括踝调节机制、髋调节机制及跨步动作机制。①踝调节机制，是指人体站在一个比较坚固和较大的支持面上，受到一个较小的外界干扰（如较小的推力）时，身体重心以踝关节为轴进行前后转动或摆动（类似钟摆运动），以调整重心，保持身体的稳定性。②髋调节机制，正常人站立在较小的支持面上（小于双足面积），受到一个较大的外界干扰时，稳定性明显降低，身体前后摆动幅度增大。为了减少身体摆动使重心重新回到双足的范围内，人体通过髋关节的屈伸活动来调整身体重心和保持平衡。③跨步调节机制，当外力干扰过大，使身体的摇动进一步增加，重心超出其稳定极限，髋调节机制不能应答平衡的变化时，人体启动跨步调节机制，自动地向用力方向快速跨出或跳跃一步，来重新建立身体重心支撑点，为身体重新确定稳定站立的支持面，避免摔倒。

此外，前庭神经系统，内侧纵束向头部投射影响眼肌运动，经前庭脊髓通路向尾端投射维持躯干和下肢肌肉兴奋性，经 γ 运动纤维传出的冲动调整梭内肌纤维的紧张性；而经运动纤维发放的冲动调整骨骼肌的收缩，使骨骼肌保持适当的肌张力，能支撑身体并能抗重力运动，但又不会阻碍运动。交互神经支配或抑制可以使人体能保持身体某些部位的稳定，同时有选择性地运动身体的其他部位，产生适宜的运动，完成大脑所制订的运动方案，其中静态平衡需要肌肉的等长运动，动态平衡需要肌肉的等张运动。上述几方面的共同作用结果，使得人体保持平衡或使自己处于一种稳定的状态。

4.平衡评定目的及对象

评定平衡主要是了解是否存在平衡功能障碍；找出引起平衡障碍的环节；确定是否需要进行治疗（如药物治疗或康复治疗）；重复评定以了解治疗手段是否有效；预测患者可能发生跌倒的危险性。

任何引起平衡功能障碍的疾患都有必要评定平衡功能。主要为：①中枢神经系统损害，如脑外伤、脑卒中、帕金森病、多发性硬化、小脑疾患、脑肿瘤、脑性瘫痪、脊髓损伤等；②耳鼻喉科疾病，如各种眩晕症；③骨科疾病或损伤，如骨折及骨关节疾患、截肢、关节置换、影响姿势与姿势控制的颈部与背部损伤以及各种运动损伤、肌肉疾患及外周神经损伤等；④其他人群，如老年人、运动员、飞行员及宇航员。

5.评定方法

包括主观评定和客观评定两个方面。主观评定以观察和量表为主，客观评定多用平衡测试仪进行评定。

（1）观察法：观察被评定对象能否保持坐位和站立位平衡，以及在活动状态下能否保持平衡。观察法虽然过于粗略和主观，缺乏量化，但由于其应用简便，可以对具有平衡功能障碍的患者进行粗略的筛选，至今在临床上仍广为应用。

（2）量表法：虽然属于主观评定，但由于不需要专门的设备、评分简单、应用方便，故临床仍普遍使用。信度和效度较好的量表主要有 Berg 平衡量表，Tinnetti 量表，以及“站立-行走”计时测试。Berg 平衡量表和 Tinnetti 量表既可以评定被测试对象在静态和动态状态下的平衡功能，也可以用来预测正常情况下摔倒的可能性。Berg 量表有 14 个项目，需要 20 分钟完成，满分 56 分，低于 40 分表明有摔倒的危险性。Tinnetti 量表分为平衡（10 项）和步态（8 项）两个部分，不到 15 分钟即可完成，满分 44 分，低于 24 分提示有摔倒的危险性。“起立-行走”计时测试主要评定被测试者从座椅站起，向前走3m，折返回来的时间以及在行走中的动态平衡。

(3)平衡测试仪：这一类仪器采用高精度的压力传感器和电子计算机技术，整个系统由受力平台，即压力传感器、显示器、电子计算机及专用软件构成。受力平台可以记录到身体的摇摆情况并将记录到的信号转化成数据输入计算机，计算机在应用软件的支持下，对接收到的数据进行分析，实时描计压力中心在平板上的投影与时间的关系曲线，其结果以数据及图的形式显示，故也有称平衡测试仪为计算机动态姿势图(CDP)。

平衡测试仪的评定项目主要包括以下几个方面：①静态平衡测试，在睁眼、闭眼、外界视动光的刺激下，测定人体重心平衡状态。主要参数包括重心位置，重心移动路径总长度和平均移动速度，左右向(x轴向)和前后向(y轴向)重心位移平均速度，重心摆动功率谱，睁眼、闭眼重心参数比值等等。②动态平衡测试，被测试者以躯体运动反应跟踪计算机荧光屏上的视觉目标，保持重心平衡；或者，在被测试者无意识的状态下，支撑面突然发生移动(如前后水平方向，前上、后上倾斜)，了解机体感觉和运动器官对外界环境变化的反应以及大脑感知觉的综合能力。

(二)协调功能评定

1.定义

协调是指人体产生平滑、准确、有控制的运动能力，运动质量。应包括按照一定的方向和节奏，采用适当的力量和速度，达到准确的目标等几个方面。协调与平衡密切相关。中枢神经系统中参与协调控制的部位主要有小脑、基底节、脊髓后索。协调功能障碍又称为共济失调。根据中枢神经系统中不同的病变部位分为小脑性共济失调、基底节共济失调和脊髓后索共济失调。

2.临床评定

评定协调主要是判断有无协调障碍，为制订治疗方案提供客观依据。评定方法主要是观察被测试对象在完成指定的动作中有无异常。

(1)指鼻试验：被测试对象用自己的示指，先接触自己的鼻尖，再去接触检查者的示指。检查者通过改变自己示指的位置，来评定被测试对象在不同平面内完成该试验的台能力。

(2)指-指试验：检查者与被测试对象相对而坐，将示指放在被测试对象面前，让其用示指去接触检查者的示指。检查者通过改变示指的位置，来评定被测试对象对方向、距离改变的应变能力。

(3)轮替试验：被测试对象双手张开，一手向上，一手向下，交替转动；也可以一侧手在对侧手背上交替转动。

(4)示指对指试验:被测试对象双肩外展 90°,伸肘,再向中线运动,双手示指相对。

(5)拇指对指试验:被测试对象拇指依次与其他四指相对,速度可以由慢渐快。

(6)握拳试验:被测试对象双手握拳、伸开。可以同时进行或交替进行(一手握拳,一手伸开),速度可以逐渐增加。

(7)拍膝试验:被测试对象一侧用手掌,对侧握拳拍膝;或一侧手掌在同侧膝盖上作前后移动,对侧握拳在膝盖上作上下运动。

(8)跟-膝-胫试验:被测试对象仰卧,抬起一侧下肢,先将足跟放在对侧下肢的膝盖上,再沿着胫骨前缘向下推移。

(9)旋转试验:被测试对象上肢在身体一侧屈肘 90°,前臂交替旋前、旋后。

(10)拍地试验:被测试对象足跟触地,足尖抬起作拍地动作,可以双足同时或分别做。

上述检查主要观察动作的完成是否直接、精确,时间是否正常,在动作的完成过程中有无辨距不良、震颤或僵硬,增加速度或闭眼时有无异常。评定时还需要注意共济失调是一侧性或双侧性,什么部位最明显(头、躯干、上肢、下肢),睁眼、闭眼有无差别。

六、感觉功能评定

感觉是人脑对直接作用于感受器的客观事物的个别属性的反映,个别属性有大小、形状、颜色、坚实度、湿度、味道、气味、声音等。感觉功能评定可分为浅感觉检查、深感觉检查、复合感觉检查。

(一)浅感觉检查

1.痛觉

用大头针的针尖轻刺被检者皮肤,询问患者有无疼痛感觉,两侧对比并记录感觉障碍类型(过敏、减退或消失)与范围。

2.触觉

用棉签或软纸片轻触被检者的皮肤或黏膜,询问有无感觉。

3.温度觉

用 2 支玻璃试管或金属管分别装有冷水(5～10℃)和热水(40～50℃),交替接触患者皮肤,让其辨出冷、热。

(二)深感觉检查

1.运动觉

被检者闭目,检查者轻轻夹住被检者的手指或足趾两侧,上下移动 5°左右,令被检者说出“向上”或“向下”。

2.位置觉

被检者闭目，检查者将其肢体摆成某一姿势，请患者描述该姿势或用对侧肢体模仿。

3.震动觉

用震动着的音叉柄置于骨突起处（如内、外踝，手指、桡尺骨茎突、胫骨等），询问有无震动感觉和持续时间，判断两侧有无差别。

（三）复合感觉检查

包括皮肤定位觉、两点辨别觉、实体觉和体表图形觉等。这些感觉是大脑综合分析的结果，也称皮质感觉。

1.皮肤定位觉

被检者闭目，检查者以手指或棉签轻触被检者皮肤某处，让被检者用手指指出被触部位。正常误差手部＜3.5mm，躯干部＜1cm。

2.两点辨别觉（2PD）

①以钝脚分规刺激皮肤上的两点，检测被检者有无能力辨别，再逐渐缩小双脚间距，直到被检者感觉为一点为止，测其实际间距，与健侧对比。正常时指尖掌侧为2～8mm，手背为2～3cm，躯干为6～7cm。②用Moberg提出的方法，将回形针掰开，两端形成一定距离，然后放在患者皮肤上让其分辨。

3.实体觉

①被检者闭目，令其用单手触摸熟悉的物体，如钢笔、钥匙、硬币等，嘱其说出物体的大小、形状、硬度、轻重及名称。先测功能差的手，再测另一手。②被检者睁眼，用1小布袋装入上述熟悉的物体，令其用单手伸入袋中触摸，然后说出1～2种物体的属性和名称。

4.体表图形觉

被检者闭目，用笔或竹签在其皮肤上画图形（方、圆、三角形等）或写简单的数字（1、2、3等），让患者分辨。亦应双侧对照进行。

（四）注意事项

1.首先让被检者了解检查的目的与方法，以取得充分合作。

2.检查时采取左右、近远端对比的原则，从感觉缺失区向正常部位逐步移行检查。

3.检查时被检者一般宜闭目，以避免主观或暗示作用。

4.检查者需耐心细致，必要时可多次重复检查。

七、心肺运动试验

心肺功能是人体吐故纳新、新陈代谢的基础，是人体运动耐力的基础。心血管和呼吸系统虽然分属于两个生理系统，但功能上密切相关，其功能障碍的临床表现接近，康复治疗互相关联，因此在功能评估时可以归纳为心肺运动试验。

（一）概述

1.氧运输功能

氧运输功能是心血管系统的核心功能。

（1）血管功能：血管的主要功能是运输，将气体（氧气和二氧化碳）、能量物质（糖、脂肪、蛋白质）、激素、电解质等运输到全身组织进行新陈代谢，同时也流经肺、肾、皮肤等脏器和组织，将代谢的最终产物排泄。血管功能取决于循环驱动力、心血管结构的完整性和柔顺性/弹性等。血管功能障碍可导致物质运输困难，产生缺氧缺血症状。

（2）心脏功能：心脏的主要功能是产生循环系统内的血液驱动力，即心脏射血能力。影响射血能力的主要因素包括心脏收缩功能、心脏舒张功能和外周血管阻力。心脏功能减退将导致循环功能障碍。

2.交换功能

气体交换能力是呼吸功能的核心，不仅包括肺通气功能，还包括换气功能。在形式上呼吸可以分为内呼吸和外呼吸两个基本过程。

（1）内呼吸：指体内细胞的气体交换过程，即氧气进入细胞，参加有氧代谢，产生能量、二氧化碳和水，再将二氧化碳排出细胞的过程。内呼吸取决于细胞能量需求和代谢状态、全身循环状态、组织微循环状态和血液气体状态。

（2）外呼吸：指气体在肺泡进行交换，并通过气道与外界空气进行交换的过程，取决于气道功能、肺泡功能、呼吸肌功能和肺循环功能。通气功能，即通过呼吸使空气进入肺泡，然后再排出体外；换气功能，即通过肺泡壁的毛细血管二氧化碳弥散进入肺泡，然后随呼气排出，同时将氧气吸收进入血管，与血红蛋白结合，运输到组织进行代谢。

3.心肺功能与运动耐力

运动耐力是指机体持续活动的能力，取决于心肺功能和骨骼肌代谢。长期制动或缺乏运动导致骨骼肌代谢能力降低，同时也可以导致心肺功能减退，影响运动能力。因此不仅心血管和呼吸系统疾病患者表现为运动耐力减退，任何原因的运动耐力衰退也与心肺疾病的表现相似。

4.代谢当量

代谢当量(METs),音译为梅脱,是以安静、坐位时的能量消耗为基础,表达各种活动时相对能量代谢水平的常用指标,是评估心肺功能的重要指标。1MET相当于耗氧量3.5ml/(kg·min)。代谢当量与热卡有对应关系,其换算公式是:热卡=METs×3.5×体重(kg)÷200。

5.应激试验和运动试验

(1)应激:指人体对外界环境刺激所产生的反应过程。

(2)应激试验:泛指施加各种因素引起人体生理反应加剧的实验方式。运动反应就是身体对运动刺激所产生的调节过程。

(3)运动试验:心肺评定所采用的应激试验主要指运动试验。

(4)运动试验的基本原理:人体心肺功能具有强大的储备力,因此轻度和中度功能障碍往往在安静时没有异常表现。运动应激时机体功能随运动负荷的增加逐步进入最大或失代偿状态,诱发相应的生理和病理生理表现,从而有助于临床诊断和功能评估、确定机体的最大功能储备,帮助制订运动训练方案时留出足够的安全空间、保证训练安全性等。各种运动试验中的心电运动试验最具有代表性。

(二)心电运动试验

心电运动试验是指通过逐步增加运动负荷,以心电图为主要测试手段,并通过试验前、中、后心电和症状以及体征的反应来判断心肺功能的试验方式。

1.应用范畴

(1)辅助临床诊断:①辅助诊断冠心病。试验的灵敏性为60%～80%,特异性为71%～97%。试验中发生心肌缺血的运动负荷越低、心肌耗氧水平越低、ST段下移程度越大,患冠心病的危险性就越高、诊断冠心病的可靠程度越大。②鉴定心律失常。运动中诱发或加剧的心律失常提示器质性心脏病,应该注意休息,避免运动;康复治疗时应暂时停止运动或调整运动量。而心律失常在运动中减轻甚至消失多属于“良性”,平时不一定要限制或停止运动。③鉴定呼吸困难或胸闷的性质。器质性疾病应在运动试验中诱发呼吸困难,并与相应的心血管异常一致。

(2)确定功能状态:①判定冠状动脉病变严重程度及预后。运动中发生心肌缺血的运动负荷越低、心肌耗氧水平越低、ST段下移的程度越大,冠状动脉病变就越严重,预后也越差。运动试验阳性的无症状患者发生冠心病的危险性增大。②判定心功能、体力活动能力和残疾程度。运动能力过低可作为残疾评判依据。世界卫生组织专家组制订的标准是:最大METs<5可以作为残疾的指标。③评定康复治疗效果。运动试验时的心率、血压、运动时间、运动量、吸氧量、心肌耗氧量、心

肌缺血的心电和症状以及患者的主观感受均可以作为康复治疗效果定量评判的依据。

(3)指导康复治疗:①确定患者运动的安全性。运动试验中诱发的各种异常均提示患者运动危险性增大,例如低水平运动时出现心肌缺血、运动诱发严重心律失常、运动诱发循环不良症状或心衰症状、运动能力过低等。②为制订运动处方提供定量依据。运动试验可以确定患者心肌缺血阈或最大运动能力、运动安全系数或靶运动强度,也有助于揭示运动中可能诱发的心律失常,有助于提高运动训练效果和安全性。③协助患者选择必要的临床治疗,如手术。④使患者感受实际活动能力,去除顾虑.增强参加日常活动的信心。

2.适应证和禁忌证

(1)适应证:凡是有上述应用需求,同时病情稳定,无明显步态和骨关节异常,无感染及活动性疾病,患者精神正常以及主观上愿意接受检查,并能主动配合者均为适应证。如果有下肢关节或肌肉异常,可以采用上肢运动来进行试验。

(2)禁忌证:病情不稳定者均属于禁忌证。临床上稳定与不稳定是相对的,取决于医师和技师的经验和水平,以及实验室的设备和设施条件。一般认为可以把禁忌证分为绝对禁忌证和相对禁忌证。

1)绝对禁忌证:未控制的心力衰竭或急性心衰、严重的左心功能障碍、血流动力学不稳的严重心律失常(室性或室上性心动过速,多源性室早,快速型房颤,三度房室传导阻滞等)、不稳定型心绞痛、增剧型心绞痛、近期心肌梗死后非稳定期、急性心包炎、心肌炎、心内膜炎,严重的未控制的高血压、急性肺动脉栓塞或梗死、全身急性炎症、传染病和下肢功能障碍、确诊或怀疑主动脉瘤、严重主动脉瓣狭窄、血栓性脉管炎或心脏血栓、精神疾病发作期间或严重神经症。

2)相对禁忌证:严重高血压(高于200/120mmHg)和肺动脉高压,中度瓣膜病变和心肌病,明显心动过速或过缓,中至重度主动脉瓣狭窄或严重阻塞型心肌病,心脏明显扩大,高度房室传导阻滞及高度窦房阻滞,严重冠状动脉左主干狭窄或类似病变,严重肝肾疾病,严重贫血及未能控制的糖尿病、甲亢、骨关节病等,血电解质紊乱,慢性感染性疾病,运动会导致恶化的神经肌肉疾病,骨骼肌肉疾病或风湿性疾病,晚期妊娠或妊娠有合并症者、病情稳定的心衰患者、重症贫血、明显骨关节功能障碍,运动受限或可能由于运动而使病变恶化。

(3)安全性:心电运动试验诱发的死亡率平均为1/万次试验,诱发心肌梗死率为4/万次试验,必须住院治疗者(包括心肌梗死)的发生率为5/万次试验,一般心血管异常者为1/万次试验。心血管意外主要与病例选择不当有关,与运动试验本身一般无明显关联。因此严格掌握病例选择的适应证和禁忌证极其重要。

3.检查方法

(1)运动方式:①活动平板:是装有电动传送带的运动装置,患者可进行步行或跑步,速度和坡度可调节。优点为接近日常活动生理,可以逐步增加负荷量。各种坡度、速度时的心血管反应可以直接用于指导患者的步行锻炼。②踏车运动:采用固定式功率自行车。运动时无噪声,运动中心电图记录较好,血压测量比较容易,受检者心理负担较轻,可以在卧位进行。但对于体力较好者,往往不能达到最大心脏负荷。此外运动时受试者易因意志而中止运动,一些老年人或不会骑车者比较难以完成。③手摇车运动:将下肢踏车改为上肢摇车。④等长收缩运动:常用的方法有握力运动和自由重量运动。诊断敏感性和特异性不够理想,但可以用于运动生理或功能评估研究。

(2)试验分类:根据试验终点可以分为三类:①极量运动试验:指运动到筋疲力尽或主观最大运动强度的试验。一般用于正常人和运动员最大运动能力的研究。②症状限制性运动试验:是主观和客观指标结合的最大运动试验,以运动诱发呼吸或循环不良的症状和体征、心电图异常及心血管运动反应异常作为运动终点,用于诊断冠心病、评估心功能和体力活动能力、制订运动处方等。③低水平运动试验:以预定较低水平的运动负荷、心率、血压和症状为终止指标的试验方法,适用于急性心肌梗死后或病情较重者出院前评定,通常以患者可耐受的速度连续步行 200m 作为试验方法。

(3)常用试验方案如下。

1)活动平板试验:Bruce 方案应用最广泛,同时增加速度和坡度来增加运动强度。Naughton 方案:运动起始负荷低,每级负荷增量均为安静代谢量的 1 倍。Balke 方案:增加坡度,速度固定。STEEP 方案:不同时增加速度和坡度。

2)踏车试验:运动负荷男性从 300kg·m/min 起始,每 3 分钟增加 300kg·m/min。女性从 200kg·m/min 起始,每 3 分钟增加 200kg·m/min。

3)手摇车试验:用于下肢功能障碍者。运动起始负荷 150~200kg·m/min,每级负荷增量 100~150kg·m/min,时间 3~6 分钟。

4)等长收缩试验:①握力试验,最大收缩力的 30%~50%作为运动强度,持续收缩 2~3 分钟。②定滑车重量试验,通过滑轮将重力(重锤)引向受试者的手或腿,受试者进行抗阻屈肘或伸膝,并始终保持关节角度不变。受试的重力可以从 2.5kg开始,每级持续 2~3 分钟,负荷增加 2.5kg,直至受试者不能继续保持关节角度为止。

5)简易运动试验:①定时运动法:行走时间固定,计算步行距离。通常采用6分钟步行,可延长到12分钟步行或者12分钟跑,也可降低为2分钟步行。②定距离运动法:步行距离固定,计算完成该距离步行的时间。例如心肌梗死患者出院前常用200m步行试验。

(4)检查程序:①电极安放:常规十二导联,电极全部移至躯干:两上肢电极分别移至锁骨下胸大肌与三角肌交界处或锁骨上,两下肢电极移至两季肋部或两髂前上棘内侧。胸导联的位置不变。监护导联:CM_5 正极位于 V_5,负极为胸骨柄;CC_5 正极位于 V_5,负极为 V_5R,即右胸相当于 V_5 的位置。②皮肤处理:贴电极前用酒精或细砂纸擦皮肤到微红,以尽可能降低电阻,减少干扰。③测定安静血压。④过度通气试验:大口喘气1分钟后立即描记监护导联心电图,如果出现ST段下移为阳性。阳性结果提示运动中诱发的ST段改变不一定是心肌缺血的结果。⑤按运动方案运动:运动中连续以心电图监护,每级运动末30秒记录心电图,同时测量血压。⑥运动后记录:达到运动终点或出现中止试验的指征而中止运动后,于坐位或立位描记即刻和2、4、6分钟的心电图,同时测量血压。如有特殊情况可将观察的时间延长到8~10分钟,直到受试者的症状或异常表现消失为止。

(5)注意事项:①试验者在试验前必须用最通俗和扼要的方式向患者介绍心电运动试验的方法,取得患者的合作。②试验前2小时禁止吸烟、饮酒。适当休息(0.5小时)。不可饱餐或空腹。③试验前1天内不参加重体力活动。停用影响试验结果的药物,包括洋地黄制剂、硝酸甘油、双嘧达莫(潘生丁)、咖啡因、麻黄碱、普鲁卡因胺、奎尼丁、钙拮抗剂、血管紧张素转换酶抑制剂、普萘洛尔(心得安)、酚噻嗪类等。④感冒或其他病毒、细菌性感染者1周内不宜参加试验。

(6)主观用力计分:主观用力计分(RPE)是根据运动者自我感觉用力程度衡量相对运动水平的半定量指标。一般症状限制性运动试验要求达到15~17分。分值乘以10约相当于运动时的正常心率反应。

(7)运动试验终点:症状限制性运动试验的运动终点是出现心肌缺血或循环不良的症状、心电图异常、血压异常、运动诱发严重心律失常等。此外出现仪器故障应该作为试验的终止指标。试验室内应备有急救药品和设备,并对出现的严重并发症进行及时的处理。

4.结果解释

(1)心率:正常人运动负荷每增加1MET,心率应该增加8~12次/分。心率的异常运动反应有过快和过慢两类。心率过慢见于窦房结功能减退、严重左心室功能不全和严重多支血管病变的冠心病患者。心率过快分为窦性心动过速和异位心动过速。运动中窦性心率增加过快,提示体力活动能力较差。异位心动过速主要为室上性或房性心动过速,少数为室性心动过速。出现异位心动过速时应该立即停止运动,提示患者应该限制体力活动。

(2)血压:正常运动时的收缩压应该随运动负荷的增加而逐步升高,舒张压一般没有显著变化,甚至可以明显下降,说明血管舒张功能良好。运动负荷每增加1MET,收缩压相应增高5~12mmHg。收缩压一般可以达到180~220mmHg。运动时收缩压达到250mmHg,舒张压120mmHg为高限。异常反应:运动中收缩期血压不升或升高不超过130mmHg,或血压下降,甚至低于安静水平,提示心脏收缩功能储备力很小。运动中收缩压越高,发生心源性猝死的几率反而越低。运动中最高收缩压小于140mmHg者,年死亡率为97.0‰;140~199mmHg者,年死亡率为25.3‰;大于200mmHg者,年死亡率为6.6‰。运动中舒张期血压明显升高,比安静水平高15mmHg以上,甚至可超过120rnmHg,说明总外周阻力明显升高,提示冠状血管储备力接近或达到极限,机体只有通过提高舒张压来增加心脏舒张期的冠脉灌注压,从而部分补偿冠状动脉供血,常见于严重冠心病。

(3)每搏量和心排出量:运动时每搏量逐步增加,心排出量也逐渐增大,最高可达安静时的两倍左右。但到40%~50%最大吸氧量时,每搏量不再增加,此后心排出量增加主要依靠心率加快。心排出量最大值可达安静时的4~5倍。但是运动肌的血流需求量高于心排出量增加,因此需要进行血流再分配,以确保运动组织和重要脏器的血液供应。

(4)两项乘积(RPP):指心率和收缩压的乘积,代表心肌耗氧相对水平,其数值一般用10^{-2}表达。发生心肌缺血时的RPP可作为心肌缺血阈。运动中RPP越高,说明冠状血管储备越好,而较低的RPP提示病情严重。康复训练后RPP提高,提示冠状血管侧支循环生成增加,导致冠状血管的储备力提高。训练后额定RPP条件下运动时间或强度增高,说明心血管及运动系统的工作效率提高,相对减轻心血管负担,因此患者可以耐受更大的运动负荷。

(5)ST段:正常ST段应该始终保持在基线。运动中ST段出现明显偏移为异常反应,包括ST段下移和上移。ST段下移包括上斜型、水平型、下垂型和盆型,提示心肌缺血。其中以水平型与下垂型诊断价值较大。如果ST段在运动中和运动后2分钟均无偏移,而在2分钟之后才出现下移,称之为孤立性ST段改变,病理意义不大。ST段上抬:有Q波的ST上抬提示室壁瘤/室壁运动障碍,可见于50%的前壁和15%的下壁心肌梗死患者;无Q波的ST上抬提示严重近端冠脉的病变或痉挛和严重的穿壁性心肌缺血。病理性ST段上抬要和过早复极综合征鉴别。

ST 段"正常化"是指安静时有 ST 段下移，在运动中反而下移程度减轻，甚至消失，见于严重冠心病或正常人。

(6)心脏传导障碍：预激综合征：如果运动中消失，预后较好(约占 50%)。束支传导阻滞：运动可诱发频率依赖性左、右束支传导阻滞以及双支传导阻滞，如在心率低于 125 次/分时发生可与冠心病有关，而在心率高于 125 次/分发生的病理意义不大。安静时右束支传导阻滞可掩盖 ST 段下移。而左束支传导阻滞本身可以造成运动时 ST 段下移，往往难以与缺血性改变鉴别。心室内传导阻滞可见于运动前，运动中可加重亦可能消失。

(7)运动性心律失常：运动性心律失常的原因与交感神经兴奋性增高和心肌需氧量增加有关。心肌缺血也可诱发心律失常。室性期前收缩最常见，其次是室上性心律失常和并行心律。

(8)症状：正常人在亚极量运动试验中应无症状。极量运动试验时可有疲劳，下肢无力，气急并可伴有轻度眩晕，恶心和皮肤湿冷。胸痛、发绀、极度呼吸困难发生在任何时期均属于异常。运动中胸痛如果符合典型心绞痛，可以作为诊断冠心病的重要指征。心绞痛时不一定伴有 ST 段下移。ST 段的改变可以在心绞痛前、后或同时发生。对于运动诱发不典型心绞痛的患者，可以重复运动试验，观察患者是否在同等 RPP 的情况下诱发症状。由于冠心病患者的心肌缺血阈一般比较恒定，所以如果症状确实是心肌缺血所致，就应该在同等 RPP 时出现症状。但是要注意心绞痛不一定是心肌缺血的结果。

(9)药物影响：许多药物影响心电运动试验的结果，应充分考虑。

(10)阳性评定标准：符合下列条件之一可以评为阳性：①运动诱发典型心绞痛。②运动中及运动后(2 分钟内出现)以 R 波为主的导联出现下垂型、水平型、缓慢上斜型(J 点后 0.08 秒)，ST 段下移≥0.1mV，并持续 2 分钟以上。如果运动前有 ST 段下移，则在此基础上再增加上述数值。③运动中收缩期血压下降(低于安静水平)。

以上标准不能简单地套用。可以作为临床诊断的参考，而不等于临床诊断。

(三)气体代谢测定

1.主要指标

(1)最大吸氧量(VO_2max)：VO_2max 指机体在运动时所能摄取的最大氧量，是综合反映心肺功能状态和体力活动能力的最好生理指标，主要取决于心排血量、动静脉氧差、氧弥散能力和肺通气量。用于评估患者运动耐力、制订运动处方和评估疗效。VO_2max 可以通过极量运动试验直接测定，也可用亚极量负荷时获得的心率、负荷量等参数间接推测。后者可有20%～30%的误差。

(2)峰值吸氧量(VO_2peak):严重心肺疾病的患者如果不能进行极量运动,则可以测定其运动终点时的吸氧量,称为VO_2peak,可以作为疗效评定和运动处方制订的指标。

(3)无氧阈(AT):指体内无氧代谢率突然增高(拐点),或血乳酸和乳酸/丙酮酸比值出现拐点时的VO_2。此时血乳酸含量、通气量、二氧化碳排出量和通气当量急剧升高。在测定时可依据指标分为通气无氧阈和乳酸无氧阈。一般认为心血管患者的运动训练可以控制在AT水平或AT水平以下,以避免心血管意外。而AT的高低对判断受试者的耐力运动能力有重要价值。AT较高者具有较强的耐力运动能力。

(4)代谢当量(METs):以安静、坐位时的能量消耗为基础,表达各种活动时相对能量代谢水平的常用指标。气体代谢测定是METs实测的基本方法。由于大量日常活动的METs已经测得,所以临床上多采用人群平均METs值作为参考。

(5)代谢当量的应用如下。

1)判断体力活动能力和预后。最高METs的临床意义是:

<5METs　65岁以下的患者预后不良;

5METs　日常生活受限,相当于急性心肌梗死恢复期的功能储备;

10METs　正常健康水平,药物治疗预后与其他手术或介入治疗效果相当;

13METs　即使运动试验异常,预后仍然良好;

18METs　有氧运动员水平;

22METs　高水平运动员。

2)判断心功能及相应的活动水平。

3)制订运动处方。运动强度过去较多采用靶心率的方法,但运动时测定心率有困难,另外心血管活性药物广泛使用,心率已经难以直接反映运动的情况,因此常用METs表示运动强度。此外METs与能量消耗直接相关,所以在需要控制能量摄取与消耗比例的情况下(例如糖尿病和肥胖症的康复),采用METs是最佳选择。热卡是指能量消耗的绝对值,METs是能量消耗水平的相对值,两者之间有明确的线性关系。在计算上可以先确定每周的能耗总量(运动总量)以及运动训练次数或天数,将每周总量分解为每天总量,然后确定运动强度,查表选择适当的活动方式,并将全天的METs总量分解到各项活动中去,形成运动处方。

4)区分残疾程度。一般将最大METs<5作为残疾标准。

5)指导日常生活活动与职业活动。心血管患者需要在确定安全运动强度之后，根据 METs 表选择合适的活动。要注意职业活动（每天 8 小时）的平均能量消耗水平不应该超过患者峰值 METs 的 40%，峰值强度不可超过峰值 METs 的 70%～80%。

2.适应证和禁忌证

与心电运动试验相似。

3.检查方法

（1）血气分析：基本方法是抽取动脉血，测定气体分压和含量，并以此推算全身的气体代谢和酸碱平衡状况。

（2）呼吸气分析：方法是测定通气量及呼出气中氧和二氧化碳的含量，并以此推算吸氧量、二氧化碳排出量等。这一方法无创伤，可以反复或长时间动态观察，在康复评定中有较大的实用价值。

（3）运动方案：运动方式多采用平板运动，也有采用功率车。不同的运动方式所测得的最大吸氧量有所不同。参与运动的肌群越多，所测得的 VO_2max 越高。

第二节　日常生活活动能力及生活质量评定

一、日常生活活动能力评定

日常生活活动（ADL）能力反映了人们在家庭（或医疗机构内）和在社区中的最基本能力，因而在康复医学中是最基本和最重要的内容。在日常生活活动中，最大限度的自理构成了康复工作的一个重要领域。要改善康复对象的自理能力，首先就必须进行 ADL 的评定。

（一）ADL 定义、范围及评定目的

1.定义

ADL 是指人们在每日生活中，为了照料自己的衣、食、住、行，保持个人卫生整洁和独立的社区活动所必需的一系列的基本活动。是人们为了维持生存及适应生存环境而每天必须反复进行的、最基本的、最具有共性的活动。

2.范围

日常生活活动包括运动、自理、交流及家务活动等。运动方面有：床上运动、轮椅上运动和转移、室内或室外行走、公共或私人交通工具的使用。自理方面有：更衣、进食、如厕、洗漱、修饰（梳头、刮脸、化妆）等。交流方面有：打电话、阅读、书写、

使用电脑、识别环境标志等。家务劳动方面有:购物、备餐、洗衣、使用家具及环境控制器(电源开关、水龙头、钥匙等)。

3.评定目的

ADL的评定对确定患者能否独立及独立的程度、判定预后、制订和修订治疗计划、评定治疗效果、安排返家或就业都十分重要。

(二)ADL分类

1.基本的或躯体的日常生活活动能力

基本或躯体ADL(BADL or PADL)是指每日生活中与穿衣、进食、保持个人卫生等自理活动和坐、站、行走等身体活动有关的基本活动。

2.工具性日常生活活动能力

工具性ADL(IADL)是指人们在社区中独立生活所需的关键性的较高级的技能,如家务杂事、炊事、采购、骑车或驾车、处理个人事务等,大多需借助或大或小的工具进行。

PADL反映较粗大的运动功能,IADL反映较精细的功能;PADL常在医疗机构中应用,IADL多在社区老年人和残疾人中应用;目前部分ADL量表是将两者相结合进行评定。

(三)ADL评定方法

ADL有大量的评定方法。常用的标准化的PADL评定有Barthel指数、Katz指数、PULSES、修订的Kenny自理评定等。常用的IADL评定有功能活动问卷(FAQ)、快速残疾评定量表(RDRS)等。不同评定方法有其不同的适应证及评估价值,但研究也证实不同评定方法间具有一定程度的相关性或一致性。

1.Barthel指数评定

Barthel指数评定由美国Mahoney和Barthel于1965年设计并应用于临床,有10个评定项目,是国际康复医疗机构常用的方法,被称为是“评估神经肌肉或肌肉骨骼异常患者自我照顾能力的简单的独立指数”。Barthel指数评定简单、可信度高、灵敏度也高、使用广泛,而且可用于预测治疗效果、住院时间和预后(表1-3)。

Barthel指数评分结果:最高分是100分,60分以上者为良,生活基本自理;60~40分者为中度残疾,有功能障碍,生活需要帮助;40~20分者为重度残疾,生活依赖明显;20分以下者为完全残疾,生活完全依赖。Barthel指数40分以上者康复治疗效益最大。

表 1-3 Barthel 指数评定内容及记分法

ADL 项目	自理	稍依赖	较大依赖	完全依赖
进食	10	5	0	0
洗澡	5	0	0	0
修饰(洗脸、梳头、刷牙、刮脸)	5	0	0	0
穿衣	10	5	0	0
控制大便	10	5	0	0
控制小便	10	5	0	0
上厕所	10	5	0	0
床椅转移	15	10	5	0
行走(平地 45m)	15	10	5	0
上下楼梯	10	5	0	0

2.PULSES 评定

该方法由 Moskowitz 和 Mclann 于 1957 年发表,是一种总体功能评定方法。评定内容共分 6 项:①身体状况(P);②上肢功能(U);③下肢功能(L);④感觉功能(S),包括视、听、言语;⑤排泄功能(E);⑥精神和情感状况(S),简称 PULSES。评定时按各项评出分数后相加,其和为总评分。6 分为功能最佳;>12 分表示独立自理生活严重受限;>16 分表示有严重残疾。

3.Katz 指数评定

Katz 指数又称 ADL 指数,由 Katz 提出,后经过修订。Katz 评定方法将 ADL 由难到易分为 6 项:洗澡、穿着、如厕、转移、大小便控制和进食,并将功能状态分为 A、B、C、D、E、F、G7 个等级。A 级完全自理,G 级完全依赖,B 级至 F 级自理能力逐级下降,依赖程度不断增加。此方法是根据人体功能发育学的规律制订的,分级简单有效。临床观察发现患者 ADL 能力下降或丧失,以及能力的恢复也是按照一定顺序发生的。

4.修订的 Kenny 自理评定

Kenny 自理评定是由 Schoening 和 Kenny 护理研究所人员提出,后经过修订。Kenny 自理评定是经过标准化的躯体功能评定方法,它将 ADL 分为床上活动、体位转移、运动穿衣、个人卫生、二便进食几个方面内容。每个方面又分若干项:床上活动分为在床上转移、起床和坐着;转移分为坐位转移、站立位转移、向厕所转移、向浴盆转移;运动分为步行、上下楼、驱动轮椅;穿衣分为上躯干和上肢、下躯干和下肢、足；个人卫生分为面头和上臂、躯干和会阴、下肢；二便分为大便、小便；以及进食。每个方面内容分为5个功能级，记分标准为0～4分。6项总分为0～24分，0分表示完全依赖，24分表示完全独立。

5.功能活动问卷(FAQ)

FAQ原用于研究社区老年人独立性和轻症老年性痴呆，后经修订内容见表1-4。

FAQ评定分值越高表明障碍程度越重，正常标准为<5分，≥5分为异常。FAQ项目较全面，在IADL评定时提倡使用。

6.**快速残疾评定量表**(RDRS)

RDRS由Linn于1967年提出，后经过修订。此表可用于住院和在社区中生活的患者，对老年患者尤为合适。

表1-4 功能活动问卷(FAQ)

项目	正常或从未做过，但能做(0分)	困难，但可单独完成或从未做(1分)	需帮助(2分)	完全依赖他人(3分)
Ⅰ.每月平衡收出的能力，算账的能力				
Ⅱ.患者的工作能力				
Ⅲ，能否到商店买衣服、杂货或家庭用品				
Ⅳ，有无爱好，会不会下棋和打扑克				
Ⅴ.能否做简单的事，如点炉子、泡茶等				
Ⅵ.能否准备饭菜				
Ⅶ.能否了解近期发生的事件(时事)				
Ⅷ.能否参加讨论和了解电视、书和杂志的内容				
Ⅸ.能否记住约会时间、家庭节日和吃药				
Ⅹ.能否拜访邻居，自己乘公共汽车				

RDRS项目包括：日常生活需要帮助程度；残疾程度；特殊问题程度3大项。日常生活需要帮助程度内容含：进食、行走、活动、洗澡、穿衣、如厕、整洁修饰、适应性项目（财产处理、用电话等）；残疾程度内容含：言语交流、听力、视力、饮食不正常、大小便失禁、白天卧床、用药；特殊问题程度内容含：精神错乱、不合作（对医疗持敌视态度）抑郁。总共有细项目18项，每项最高分3分。RDRS最高分值为54分，分值越高表示残疾程度越重，完全正常应为0分。

（四）ADL评定的实施及注意事项

1.直接观察

ADL的评定可让患者在实际生活环境中进行，评定人员观察患者完成实际生活中的动作情况，以评定其能力。也可以在ADL评定中进行，评定活动地点在ADL功能评定训练室，在此环境中指令患者完成动作，较其他环境更易取得准确结果。且评定后也可根据患者的功能障碍在此环境中进行训练。

2.间接评定

有些不便完成或不易完成的动作，可以通过询问患者本人或家属的方式取得结果。如患者的大小便控制、个人卫生管理等。

3.注意事项

评定前应与患者交谈，让患者明确评定的目的，以取得患者的理解与合作。评定前还必须对患者的基本情况有所了解，如肌力、关节活动范围、平衡能力等，还应考虑到患者生活的社会环境、反应性、依赖性等。重复进行评定时应尽量在同一条件或环境下进行。在分析评定结果时应考虑有关的影响因素，如患者的生活习惯、文化素养、职业、社会环境、评定时的心理状态和合作程度等。

二、独立生活能力评定

独立生活能力是指个体在家庭中能否自我照顾和在社区中能否生存的能力，其与基本日常生活活动（ADL）能力的区别在于不仅需要评定躯体功能，还要评定认知和社会交流能力。

（一）评定内容及量表

目前国际上比较常用的评定独立生活能力的方法是采用功能独立性评定量表（FIM）来评定，包括成人用的FIMSM和儿童用的WeeFIMSM。FIM的内容有2大类，6个方面，每个方面又分为2～6项，总共18项。2大类是指躯体运动功能和认知功能。其中运动功能包括自我照料、括约肌控制、转移、行走4个方面，13个项目；认知功能包括交流和社会认知2个方面，5个项目。FIM的评定内容见表1-5。

表 1-5 功能独立性评定量表

评定项目	入院	出院	随访
Ⅰ.自我照料			
1.进食			
2.梳洗			
3.洗澡			
4.上身穿脱			
5.下身穿脱			
6.上厕所			
Ⅱ.括约肌控制			
7.排尿			
8.排便			
Ⅲ,转移			
9.床→椅(轮椅)			
10.厕所			
11.浴盆,淋浴			
Ⅳ.行走			
12.步行/轮椅			
13.上下楼梯			
运动类评分(Ⅰ～Ⅳ)			
Ⅴ.交流			
14.理解			
15.表达			
Ⅵ.社会认知			
16.社会交往			
17.问题处理			
18.记忆			
认知类评分(Ⅴ～Ⅵ)			
总分:			

（二）评定方法

1.评分要求

FIM是一项专利，使用者在正式应用FIM前必须先要参加专门的学习班接受培训，掌握标准化的操作步骤和详细的使用说明。

2.评分标准

采用7分制，每项根据完成的实际情况分为7个功能等级（1～7分），其中，7分和6分无需他人帮助，自己独立完成。5分及其以下均需依赖他人帮助才能完成，5～3分属于有条件的依赖，2～1分属于完全依赖。各项均能完成为126分，完全依赖为18分。具体评分标准如下。

7分，完全独立：该活动能在合理的时间内，规范地、安全地完成，无需修改活动，无需辅助设备或用具。

6分，有条件的独立：在完成该活动中，需要辅助设备或用具；或需要较长的时间；或存在安全方面的顾虑。

5分，监护或准备：需要有人在旁边监护、提示或规劝，或帮助准备必需的用品，或帮忙佩戴矫形器具，但两人间没有身体的接触。

4分，少量帮助：需要他人给予接触身体的帮助才能完成活动，但自己能完成75%以上。

3分，中等量帮助：需要他人给予更多的接触身体的帮助才能完成，自己能完成50%～75%。

2分，大量帮助：需要他人给予大量的接触身体的帮助才能完成活动，自己仅能完成25%～50%。

1分，完全依赖：需要给予足够的接触身体的帮助才能完成活动，自己只能完成25%以下。

在18项活动中，如何确定从<25%至>75%，各有明细的规定。

（三）结果判断

FIM的18项评定分数相加得出总分，最高为126分（每项都是7分），最低为18分（每项都是1分），得分越高，表示独立性越好，依赖性越小。根据评定结果，可以分为以下7个等级。

126分：完全独立；108～125分：基本独立；90～107分：极轻度依赖；72～89分：轻度依赖；54～71分：中度依赖；36～53分：重度依赖；19～35分：极重度依赖；18分：完全依赖。

也可以粗分为3个等级：126～108分为独立，107～54分为有条件依赖，53～

18 分为完全依赖。

根据入院和出院时的 FIM 评定结果，可以通过以下公式计算出患者的住院效率或康复治疗效果。

$$住院效率=\frac{出院时的\ FIM\ 评分-入院时的\ FIM\ 评分}{住院天数}$$

三、生存质量评定

（一）概念

1.定义

生存质量是英文 quality of life（QOL）的译文，也有译为生活质量、生命质量、生命质素等。卫生部 1999 年 12 月 9 日颁布的生存质量测定量表中将 QOL 的中文译文“生存质量”正式定为国内行业标准（WS/T119-1999）。按照世界卫生组织生存质量研究组的定义，生存质量是指“不同文化和价值体系中的个体对与他们的目标、期望、标准以及所关心的事情有关的生存状况的体验”，是相对于生命数量（寿命）而言的一个概念，是一种个体的主观评价。在医学领域中，生存质量是指个体生存的水平和体验，这种水平和体验反映了病、伤、残者在不同程度的伤残情况下，维持自身躯体、精神以及社会活动处于一种良好状态的能力和素质，即与健康相关的生存质量。

2.评定内容

根据世界卫生组织的标准，生存质量的评定至少应该包括六大方面：身体机能、心理状况、独立能力、社会关系、生活环境、宗教信仰与精神寄托，每个大方面又包含一些小方面，共有 24 个。

（二）常见评定方法

1.访谈法

通过当面访谈或电话访谈，了解被评定对象的心理特点、行为方式、健康状况、生活水平等，进而对其生存质量进行评定。

2.自我报告

由被评定对象根据自己的健康状况和对生存质量的理解，自己报告对生存质量的评价，自行在评定量表上评分。

3.观察法

由评定者在一定时间内对特定个体的心理行为或活动、疾病的症状等进行观察，从而判断其综合的生存质量。

4.量表评定法

是目前广为采用的方法，即采用具有较好效度、信度和敏感度的标准化评定量表对被评定对象的生存质量进行多维的综合评定。

（三）常用评定量表简介

据统计，生存质量的评定量表有数百种，其适应的对象、范围和特点也各不相同。常用的有代表性的评定量表简介如下。

1.世界卫生组织生存质量评定量表（WHOQOL-100 量表）

此量表是世界卫生组织在近 15 个不同文化背景下经多年协作研制而成，内容涉及生存质量 6 大方面（身体机能、心理状态、独立能力、社会关系、生活环境、宗教信仰与精神寄托）的 24 个小方面，每个方面由 4 个条目构成，分别从强度、频度、能力和评价 4 个方面反映了同一特征，共计 100 个问题。得分越高，生存质量越好。与此同时，还研制了只有 26 个条目的简表——世界卫生组织生存质量测定简表（QOL-BREF），简表便于操作，中文版已经通过了国内专家的鉴定，被确定为我国医药卫生行业的标准。

2.健康状况 SF36（SF-36）

是美国医学结局研究（MOS）组开发的一个普适性测定量表。有 36 个条目组，内容包括躯体功能、躯体角色、躯体疼痛、总的健康状况、活力、社会功能、情绪角色和心理卫生 8 个领域。已经有中国版本出版。

3.健康生存质量表（QWB）

由 Kaplan 于 1967 年提出，项目覆盖日常生活活动、走动或行动、躯体性功能活动、社会功能活动等方面，比较全面。其指标定义清晰明确、权重较合理。

4.疾病影响程度量表（SIP）

有 12 个方面 136 个问题，覆盖活动能力、独立能力、情绪行为、警觉行为、饮食、睡眠、休息、家务、文娱活动等，用以判断伤病对躯体、心理、社会健康造成的影响，以指标定义清晰和权重合理而广为应用。

5.生活满意度量表（SWLS）

有 5 个项目（陈述）的回答，从 7 个判断中选取 1 个。对生活满意程度分为 7 级，从对表述的完全不同意到完全同意，中间有各个程度轻重不一的判断。SWLS 被认为简单易行，且能较敏感地反映生存情况的改变。

（四）生存质量评定在医学中的应用

生存质量的评定目前已经广泛应用于社会的各个领域，在医学领域中主要应用于以下几个方面：人群健康状况的评估；资源利用的效益评价；临床疗法及干预措施的比较;治疗方法的选择与抉择。在康复医学领域,生存质量评定已广泛应用于脊髓损伤、脑卒中、糖尿病、高血压、肿瘤、截肢等领域。

第三节 言语与吞咽功能评定

一、言语功能评定

(一)概述

1.定义

语言与言语是两个既不同又有关联的概念。语言是人类区别于其他动物的重要特征之一,是人类特有的能力,其表现形式包括口语、书面语和姿势语(如手势、表情及手语)。言语是语言的主要内容,是用声音来进行口语交流,即说话的能力。

2.言语障碍

构成言语的各个环节,如听、说、读、写四个部分受损或发生功能障碍时称为言语障碍,属于语言障碍的范畴。语言障碍除了言语障碍之外,还包括书面语和手势语等交流能力的障碍。

3.分类

目前尚无统一标准,常见的言语障碍包括失语症、构音障碍及言语失用。

4.评定目的

了解被评定者有无言语功能障碍,判断其性质、类型、程度及可能原因;确定是否需要给予言语治疗以及采取何种有效的治疗方法;治疗前、后评定以了解治疗效果以及预测言语功能恢复的可能性。

5.评定方法

对失语症和言语失用的患者主要是通过与患者交谈、让患者阅读、书写或采用通用的量表来评定。对有构音障碍的患者,除了观察患者发音器官的功能是否正常,还可以通过仪器对构音器官进行检查。

(二)失语症评定

1.表现及其原因

失语症是由于脑损伤使原来已经获得的语言能力受到损伤的一种语言障碍综合征。

(1)表现:语言的表达和理解能力障碍;患者意识清醒,无精神障碍,能听见声音但是不能辨别和理解;无感觉缺失和发声肌肉瘫痪,但却不能清楚地说话或者说出的话语不能表达意思，使人难以理解。失语症患者不仅对口语的理解和表达困难，对文字的理解和表达以及阅读和书写也困难，同时，还表现出其他高级信号活动如计算等障碍。

（2）原因：脑卒中是失语症的最常见病因，其他包括颅脑损伤、脑部肿瘤、脑组织炎症，以及 Alzheimer 病等。

2.分类及言语障碍特征

根据汉语失语检查法可以将其分为以下几种：外侧裂周围失语综合征，包括 Broca 失语（又称为运动性失语）、Wernicke 失语（又称为感觉性失语）和传导性失语；分水岭区失语综合征，包括经皮质运动性失语、经皮质感觉性失语和经皮质混合性失语；完全性失语；命名性失语；皮质下失语综合征，包括丘脑性失语和基底节性失语。

3.评定内容

包括以下几个方面。

（1）谈话：言语功能的评定一般是从谈话开始，在谈话中应注意患者说话语量多少，是否费力，语调和发音是否正常，有无语法错误和是否能表达意思。

（2）复述：要求患者重复检查者所说的数、词和句子。如果不能完全准确地重复检查者所说的内容，有漏词、变音、变意则说明有复述困难。有些患者尽管自发谈话和口语理解有障碍，但复述功能正常。有些会重复检查者说的话，如检查者问“你叫什么名字?”，患者重复说：“你叫什么名字?”，这种现象被称为强迫模仿。有些患者不但可以复述而且还要不停地说下去，如检查者数“1、2、3”，患者会说“1、2、3、4、5、……”。检查者说“床前明月光”，患者可接下去说“疑是地上霜，举头望明月，低头思故乡”。这种现象被称为语言补完。

（3）口语理解：给患者一个指令观察是否理解并且执行。理解障碍的患者仅能理解常用词和实义词，不能理解不常用的词和语法结构词如介词、副词等。如检查者说“举高手”，患者可能只懂“手”这个词，因此只张开手掌，而不能完成“举起来”的动作。口语理解障碍一般有 4 种表现：①接受异常：听见声音但不了解其意义；②感知异常：对声音、文字和图像都不能理解；③词义理解异常：难以理解口语和文字，但能感受和感知听信号，因此可以准确复述，但却不理解其复述内容；④多个连续问题理解异常：对单一命令可以执行，但对 2 个以上连续动作的命令就不能执行。如检查者说：“闭上眼睛”，患者能完成，但如果说：“闭上眼睛，伸出舌头”，患者就不能完成。

（4）命名失语：包括：①表达性命名不能：患者知道物品名称但不能正确说出，

在接受提示后才可正确说出；②选字性命名不能：患者知道物品的用途但不能说出正确的词，对语音提示无帮助。例如，检查者手拿眼镜问患者“这是什么？”，患者说不出名称，但可以用手示意，并能说“戴上看的”；如果检查者问“这是钢笔吗？”，患者回答“不是”，检查者再问“这是牙刷吗？”，患者回答“不是”，检查者继续问“这是眼镜吗？”，患者立即回答“对，是眼镜”；③词义性命名：患者既不能命名物品，又不能接受语音提示，也不能从检查者列举的名称中选出正确名称。

(5)阅读：因大脑病变导致阅读能力受损称失读症。表现为不能正确朗读和理解文字或者能够朗读但是不理解朗读的内容。

(6)书写：由于脑损伤而使书写能力受损称为失写症。书写比其他语言功能更为复杂，它不仅涉及语言本身，而且还有视觉、听觉、运动觉、视空间功能和运动的参与，任何一方面有障碍均可影响书写。视空间性书写障碍表现笔画正确但是笔画的位置不对。镜像书写表现为笔画正确但方向相反，如镜中反映的字。构字障碍表现为笔画错误，看起来像汉字，但是却叫人认不出是什么字。

4.评定方法

常用的是波士顿失语检查法和西方失语症检查套表，国内常用汉语失语检查法。

(1)波士顿失语检查法(BDAE)：是英语国家普遍应用的失语症诊断测验方法，包括语言功能和非语言功能检查，5个大项26个分项，能全面测出语言各组成部分的功能，既可确定患者失语症严重程度，又可作出失语症分类，还能定量分析患者语言交流水平，并对语言特征进行分析；能确定患者失语症的严重程度作出失语症分类。

(2)西方失语症成套检查法(WAB)：是波士顿失语检查法的缩简版，它克服了前者冗长的缺点，比较省时，可单独检查口语部分，并能根据结果分类。其优点是除了评定失语之外，还包含运用、视空间功能、非言语性智能、结构能力、计算能力等内容，可作出失语症以外的神经心理学方面的评价；同时还可测试大脑的非语言功能，并可以从检查结果中计算出失语指数，操作性指数，大脑皮质指数。

(3)标记测验摆弄一些不同几何形状的塑料块。标记测验对鉴别失语症与非失语症的可靠率达80%。

(4)汉语失语检查法：包括6个方面。口语表达：从自发谈话、复述、命名这3个方面评定。听理解：包括是非题、听辨认、执行口头指令。阅读：包括视读、听字辨认、朗读词并配画、朗读指令并执行、选词填空。书写：包括写姓名和地址、看图写出物品、颜色、动作的名称、写短文。其他神经心理学检查：包括意识、视空间、运用能力、计算。利手确定。

(5)双语和多语失语检查：双语是指能够熟练地运用两种语言，如普通话和地方话，汉语和英语(或日语等)；能够熟练地运用两种以上语言称为多语。具有双语或多语能力的人能够在任何时候说出一种或另一种语言，并能相互转换，也能在不同语言结构水平上相互混合。

(三)失写症

1.概念

书写是一种语言表达形式，因此失写症也是失语症的组成部分，一般失语症所伴随的失写症常分为流利型失写症和非流利型失写症。也有非失语性失写症和过写症，前者主要是因为肢体运动功能障碍所造成，后者则是由于癫痫或精神分裂症引起书写很多却空洞无物。

2.分类

有关失写症分类尚无统一标准，根据程度和特点一般分以下几种。

(1)完全不能书写：患者连自己的名字、数字和抄写都不能完成，多见于完全性失语和混合性失语患者，其他类型的失语和失读严重者也可伴随完全不能书写。

(2)字词失写构字障碍：主要表现为书写的字或词的偏旁部首的缺失、代替、笔画遗漏和添加等以及自己造字使人不能认识。另外一种字词错写是用近形字、近音字或者近义字代替，甚至有时用无关的字和词代替。

(3)语句失写：患者可以正确地写出单字或词，但在组词造句和写短文时出现大量错误，不符合汉语语法结构、标点符号，伴有字词失写。

(4)象形书写：以画图代替写不出的字，例如画三角形代替“三角”，画方框代替“方”字，画火苗代替“火”字。

(5)镜像书写：患者写出的汉字其字体出现逆转，如从镜子里看所写的字，常在右利手者左半球脑损伤引起右侧偏瘫而用左手写字时出现。

(四)构音障碍

1.表现及语言障碍特征

构音是指将已经组成的词转变成声音的过程。构音障碍是指由于发音器官神经肌肉的器质性病变而引起发音器官的肌肉无力、肌张力异常以及运动不协调等，产生发音、共鸣、韵律等言语运动控制障碍。患者通常听理解正常并能正确地选择词汇以及按语法排列词句，但不能很好地控制重音、音量和音调。

2.常见病因

凡能影响到发音器官正常发挥功能的疾病均能引起构音障碍，最常见病因是脑血管疾病，包括脑梗死、脑出血；急性感染性多发性神经根炎因可累及延髓而产生构音障碍；其他包括舌咽神经、迷走神经、舌下神经损害如肿瘤、脑膜炎、损伤、脑性瘫痪、遗传性共济失调、多发性硬化等，运动神经元性疾病，以及肌肉疾病如重症肌无力等。

3.分类构音障碍

常见以下几种类型。

(1)运动性构音障碍：由于参与构音的诸器官(肺、声带、软腭、舌、下颌、口唇)的肌肉系统及神经系统的疾病所致运动功能障碍，即言语肌肉麻痹，收缩力减弱和运动不协调所致的言语障碍。一般分为6种类型，即弛缓型构音障碍、痉挛型构音障碍、运动失调型构音障碍、运动过少型构音障碍、运动过多型构音障碍以及混合型构音障碍。

(2)器质性构音障碍：由于构音器官的形态异常出现构音障碍。造成构音器官形态异常的原因有：先天性唇腭裂、先天性面裂、巨舌症、齿列咬合异常、外伤致构音器官形态及机能损伤、神经疾患致构音器官麻痹、先天性腭咽闭合不全等。器质性构音障碍的代表是腭裂。

(3)功能性构音障碍：构音器官无形态异常和运动机能异常，听力正常，语言发育已达4岁以上水平。功能性构音障碍原因目前尚不十分清楚，可能与语音的听觉接受、辨别、认知因素、获得构音动作技能的运动因素、语言发育的某些因素有关，大多数病例通过构音训练可以完全治愈。

4.评定内容

包括评定发音器官神经反射、运动功能及言语功能等方面。

(1)反射：通过观察患者的咳嗽反射、吞咽动作和流涎情况来判断。

(2)发音器官：观察患者在静坐时的呼吸情况，能否用嘴呼吸，说话时是否气短。口唇在静止状态时的位置，鼓腮、发音和说话时口唇动作是否有异常。颌、软腭、喉和舌在静止状态的位置和发音以及说话时的动作是否异常。

(3)言语：通过读字、读句以及会话评定发音、语速和口腔动作是否异常。

5.评定方法

包括构音器官功能检查和实验室检查。

(1)构音器官功能检查：主要是通过：①听患者说话时的声音特征；②观察患者的面部如唇、舌、颌、腭、咽、喉部在安静及说话时的运动情况以及呼吸状态；③让患者做各种言语肌肉的随意运动以确定有无异常。最常用、方便的构音器官功能性检查是由英国布里斯托尔市弗朗蔡医院的Pamela博士编写的评定方法，该方法分为8个部分，包括反射、呼吸、舌、唇、颌、软腭、喉、言语可理解度，以及影响因素包括听力、视力、牙齿、语言、情绪、体位等。

(2)实验室检查：包括频谱分析、肌电图检查、光纤腭咽喉内镜检查、电视荧光放射照相术、气体动力学检查等，其中电视荧光放射照相术的临床应用日益受到重视。该方法是通过放射学手段来观察休息状态和发声时口、腭、咽的结构状态，并可同时观察言语生理和声学特征。操作时，将数滴钡剂滴入鼻腔使钡剂覆盖鼻咽，并口服1/3勺的钡剂，侧位可以清楚地观察到说话时颌、腭、唇、腭、咽部的生理功能，前后位观察可以提供其他的资料。

（五）言语失用

1.定义及言语障碍特征

言语失用是一种言语运动性疾病，构音器官本身没有肌肉麻痹、肌张力异常、失调、不随意运动等症状，但患者在语言表达时，随意说话的能力由于言语运动器官的位置摆放及按顺序进行发音的运动出现障碍而受到影响。

言语障碍特征包括语音的省略、替代、变音、增加或重复。患者常表现为说话费力、不灵活，语音拖长、脱落、置换或不清晰等，这些构音错误通常不稳定，随声音的复杂性和词语的长短而改变。患者有意识说话时出现错误，而无意识说话反而正确，为了防止出现错误，患者常出现说话速率缓慢，无抑扬顿挫。由于引起言语失用的病灶位于大脑左半球前部语言中枢Broca区附近，因此，这类患者常伴有Broca失语，也可以和构音障碍同时存在。

2.与构音障碍言语特征的鉴别

两者言语特征的鉴别见表1-6。

3.言语失用症的评定

包括以下三个方面。

表1-6　言语失用与构音障碍言语特征的鉴别

鉴别点	构音障碍	言语失用
病变部位	双侧皮质下损伤均可以	多为优势半球Broca区周围
发声、构音肌麻痹	有	无
构音错误的种类		
歪曲	有	无
省略	有	无
置换	无	有

续表

鉴别点	构音障碍	言语失用
添加	无	有
构音错误的稳定性	有	无
启动困难、延迟、反复	无	有
发音摸索动作	无	有
共鸣障碍	有	无

(1)言语可理解程度:这是评定构音障碍的主要目标,通常选择一定数量的单词和句子进行评分。对于严重构音障碍者,单词可理解程度的得分高于句子可理解程度的得分,而轻度构音障碍则相反,句子可理解程度的得分高于单词可理解程度的得分。评定句子可理解程度比单词更接近于普通说话的要求,且可以同时评定说话的速率。

(2)说话速率:可以采用节拍器或录音带。

(3)韵律:即说话的自然程度,主要通过:①在主观方面评定重音、音调、速率及其与节律的关系;②在客观方面作声学分析。

二、吞咽障碍评定

由于多种原因导致食物不能经口腔进入到胃中称之为吞咽障碍。多见于脑损伤患者,如脑卒中、脑外伤和帕金森病等,表现为液体或固体食物进入口腔、吞下过程发生障碍或吞下时发生呛咳、哽噎。

(一)评定目的

了解是否存在吞咽障碍,发生吞咽障碍的可能病因,找出吞咽过程中存在的解剖和生理异常,为制订治疗方案提供客观依据。

(二)评定内容及方法

1.临床检查

包括患者主观上吞咽异常的详细描述,如吞咽困难持续时间、频度、加重和缓解的因素、症状、继发症状;相关的既往史和以前的吞咽检查;观察胃管、气管切开情况,目前的进食方式及食物类型。

2.口腔功能评定

常采用 Frenchay 构音障碍评定表中吞咽部分项目评定,包括唇运动,颌位置,软腭运动,喉运动以及舌运动,每项最低 1 分,最高 5 分,16 分以上相对安全。

3.吞咽功能评定

包括以下几种方法。

(1)吞唾液测试:评定由吞咽反射诱发吞咽功能的方法。患者取坐位,检查者将手指放在患者的喉结及舌骨处,观察在30秒内患者吞咽的次数和活动度。

(2)饮水试验:患者取坐位,像平常一样喝下30ml的温水,然后观察和记录饮水时间有无呛咳、饮水状况等,进行评价。

(3)摄食吞咽过程评定:按照摄食-吞咽几个阶段,通过意识程度,进食情况,唇、舌、咀嚼运动,食团运送情况,吞咽后有无食物吸入、残留等相关内容来观察和评定摄食-吞咽过程中各个阶段出现的问题。

4.特殊检查

包括食管吞钡造影检查,气钡双重食管造影检查,电视荧光进食造影检查,超声检查,电视内镜吞咽检查,测压检查以及咽部放射性核素扫描检查和表面肌电图检查等。特殊检查需要专门的设备和技术人员,在一定程度上限制了其在临床上的广泛应用。

第二章　康复治疗技术

第一节　运动疗法

一、运动疗法的概念

运动疗法是针对患者机体功能障碍状况，选用合适的运动训练方式，促使患者受损功能尽最大可能恢复的主要康复治疗技术之一。它依据患者的病情和身体各部功能的现状，利用生物力学的原理，通过患者自身的力量或康复治疗师的辅助操作进行主动运动或被动运动，以促进患者各种功能的恢复，使患者最大限度地恢复生活自理能力和劳动运动能力。

二、运动疗法的特点

（1）主动积极治疗：运动疗法要求患者主动、自愿地参与治疗的全过程，通过主动积极锻炼，以促进患者心理障碍和躯体功能障碍的恢复。

（2）局部治疗和全身治疗相结合：运动疗法虽然是通过肌肉、关节活动达到局部的锻炼，但它也可通过神经-体液调节机制来改善全身的功能状况，达到增强体质、促进功能康复的目的。

（3）防病治病相结合：运动疗法不仅促进一些疾病的临床治愈和功能恢复，而且能防止一些疾病可能发生的并发症或不良后果。并能增强体质和免疫功能，具有预防疾病和延年益寿的作用。

（4）简便易行：运动疗法可不受时间、地点、设备、器材等条件限制，简便、经济、易行。

三、运动疗法的分类

（一）按肌肉收缩类型分类

（1）等长运动：也称静力性收缩，是指肌肉收缩时张力增加，肌肉起止点两端的间距无变化，肌肉的长度不变，不产生关节运动的肌肉活动。在运动疗法中，多用于骨科疾病早期康复治疗及发展肌力，如肢体被固定或手术后的患侧肢体的肌肉收缩训练，腰背痛患者的肌肉力量训练。

（2）等张运动：也称动力性收缩，是指肌肉收缩时张力基本不变，但肌肉的长度发生变化，产生关节运动的肌肉活动。根据肌肉起始的活动方向，等张运动又分为如下2种。①向心性等张运动：肌肉收缩时肌肉起止点两端的间距缩短，如屈肘关节时的肱二头肌收缩。②离心性等张运动：肌肉收缩时肌肉起止点两端的间距延长，又称离心性延伸，如下蹲时的股四头肌收缩，下坡跑和下楼梯等也需要肌肉进行离心性等张运动。

（3）等速运动：也称为等动收缩，是指在整个关节运动范围内肌肉以恒定的速度，且肌肉收缩时产生的力量始终与阻力相等的肌肉收缩称为等速运动，如自由泳的划水动作就具有等速运动的特点。与等长运动和等张运动相比，等速运动的最大特点是运动过程中速度恒定，阻力变化，其变化与肌力成正比，即肌肉在运动过程中任何一点都能产生最大的力量。这种运动突出的优点是肌肉得到充分的锻炼而又不易受到损伤，可较有效地发展肌力。

（二）根据动力来源分类

（1）被动运动：无任何主动肌肉收缩，依靠外力帮助来完成的身体活动。如借助康复运动器械、康复治疗师、患者家属或患者本身健康肢体的运动等，其中依靠患者本身健康肢体进行的被动运动叫做自我被动运动。如关节手术后早期持续被动运动、各种手法治疗等。其作用是预防挛缩和粘连的形成，保持肌肉休息状态时的长度，刺激伸屈反射，增强本体感，为主动运动做准备。

（2）主动运动：整个运动的动作需要通过患者自身的肌力收缩来完成的身体活动。主动运动在运动疗法中广泛应用，根据运动时有无外力的参与又分为三种基本形式。①助力主动运动：在外力的辅助下，患者依靠主动力量进行运动。外力来自机械，也可以来自健侧肢体或他人的帮助。助力主动运动要以主动用力为主，给予患者完成运动必要的最小助力，并施加于运动的始末部分。适用于肌肉已能开始收缩，但力量不足以移动肢体的自重或对抗地心引力的情况。②自主主动运动：在不依靠助力，也无外部阻力的情况下，全部由患者主动用力完成的运动。其作用是增强肌力和改善功能，并且能通过这种运动改善心肺功能和全身状况。适用于肌肉力量能移动肢体的自重和对抗地心引力的情况。③抗阻主动运动：患者克服在运动训练过程中由康复治疗师施加的徒手性阻力，或运动器械造成的阻力所进行的主动运动。适用于肌力大于3级的患者，多用于肌肉的力量训练和耐力训练，如骨折和周围神经损伤患者的肌肉力量训练。

（三）根据能源消耗分类

（1）放松性运动：以放松肌肉和精神为主要目的的运动，如医疗步行、医疗体操、保健按摩、太极拳等。一般适合于心血管和呼吸系统疾病的患者、精神紧张者、老年人及体弱者。

（2）力量性运动：属于抗阻力运动，以增加肌肉力量为主要目的，如各种医疗体操、抗阻力训练等。一般适合于骨骼肌和外周神经损伤引起的肌肉力量减弱者。

（3）耐力性运动：以增加心肺功能为主要目的，如医疗步行、骑自行车、游泳等，适合于心肺疾病患者及需要增加耐力的体弱患者。

（四）局部运动和整体运动

局部运动是指以改善局部功能为主的运动，如四肢骨折患者的关节活动训练、周围神经损伤患者的肌肉力量训练、局部按摩、手法治疗等；整体运动是指以恢复体力，提高身体素质为主的运动疗法，如有氧运动、健身训练、医疗体操等。

（五）徒手运动和器械运动

徒手运动包括各种徒手医疗体操、关节活动训练、手法治疗、有氧训练、传统医学中太极拳等；器械运动包括各种器械体操、肢体悬吊牵引、肌力训练，如利用等速治疗仪等。

四、运动疗法的临床应用

在临床应用上，运动疗法具有维持功能、改善症状和恢复健康等方面的作用，宜早期介入。

（1）运动疗法的适应证：适应证较广，对下列病症可以取得较好的疗效。

①神经系统疾病：偏瘫、截瘫、脑性瘫痪、周围神经损伤、脊髓灰质炎、神经衰弱、老年痴呆、帕金森病等。

②运动系统疾病：四肢骨折或脱位、脊柱骨折、关节手术后、颈肩腰腿痛、脊柱畸形、关节炎、截肢后装配假肢、烧伤后瘢痕形成、软组织损伤、骨质疏松等。

③内脏器官疾病：包括高血压、冠状动脉粥样硬化性心脏病（冠心病）、动脉硬化、支气管炎、肺气肿、支气管哮喘、内脏下垂、消化性溃疡、内脏手术后等。

④代谢障碍性疾病：糖尿病、高脂血症、肥胖等。

⑤其他疾病：神经官能症、肿瘤切除后恢复期、艾滋病、戒毒后、慢性盆腔炎等。

（2）运动疗法的禁忌证：疾病的急性期和某些疾病的亚急性期、发热、严重衰弱、脏器功能失代偿、休克、神志不清或明显不合作、有大出血倾向、剧烈疼痛、运动中可能产生严重并发症、恶性肿瘤尚未妥善处理者等。

五、常用运动疗法

1.增强肌力的训练

增强肌力的训练常用于训练肌肉萎缩无力的患者，如伤病肢体被固定或长期卧床少活动引起的失用性肌萎缩和骨、关节及周围神经病变引起的肌肉软弱或无力的情况。增强肌力的训练方法主要有助力主动运动、自主主动运动、抗阻主动运动和等长运动。应根据患者的肌力水平及病情的主体情况来选择不同的方法。肌力训练应遵循以下原则。①阻力原则：阻力的施加是增强肌力的重要原则。阻力主要来自于肌肉本身的重量、肌肉在移动过程中所受到的障碍的大小、纯粹的外加的阻力等。若在无阻力的情况下训练，则达不到增强肌力的目的。②超常负荷原则：训练时运动必须超过一定的负荷量和保证超过一定的时间，也称超负荷原则。这一原则认为，在训练中，除非使肌肉的负荷超过日常的活动，否则就不能改善肌力。患者要满足一定的运动强度、训练时间、运动频率、一定的运动间期和根据肌肉的收缩形式选择相对应的训练方法等 5 个条件，才能达到肌力增强的目的。③肌肉收缩的疲劳度原则：训练时应使肌肉感到疲劳但不应过度疲劳的原则，也是控制超负荷不至于过度的一个主观限制指标。这一原则认为，如果训练时间足够，又出于患者自愿，训练应持续到疲劳为止，在训练的中间最好不要休息，这样训练后的效果更好。训练中注意不要出现过度疲劳，因过度疲劳对较弱的肌肉是有害的，因此训练中应严密观察，一旦出现过度疲劳就应停止训练。过度疲劳的表现：运动速度减慢，运动幅度下降，肢体出现明显的不协调动作，或主诉疲乏劳累。

2.关节活动度训练

关节活动度训练是指利用各种方法以维持和恢复因组织粘连或肌肉痉挛等因素引起的各种关节功能障碍的运动疗法技术。根据关节活动障碍的原因采取不同的运动疗法训练，可防止关节周围软组织挛缩、神经肌肉性挛缩、软组织粘连等。

（1）防止关节周围软组织挛缩造成的关节活动障碍：如患者肢体损伤制动后，在短期内就可能引起关节的挛缩和变形。因此，在患者卧床期间就要认真考虑预防关节挛缩的发生。常用的方法如下。①保持肢体良好的体位。②体位的转换，如翻身、坐起等，可防止关节挛缩，保持关节活动度。③被动运动：通过适当的关节被动运动，可保持肌肉的生理长度和张力，保持关节的正常活动度。对于肌肉瘫痪的患者，在神经功能恢复前应及早进行关节的被动运动，可以达到维持关节正常活动度的目的。④关节松动术：利用关节的生理运动和附属运动被动活动关节，以达到维持或改善关节活动度、缓解疼痛的目的。常用手法包括关节的牵引、滑动、滚动、挤压、旋转等。

（2）防止神经肌肉性挛缩造成的关节活动障碍：造成神经肌肉性挛缩的原因主要包括3种，即反射性挛缩、痉挛性挛缩、失神经支配性挛缩，挛缩可对关节活动度造成不同的影响。常用的训练方法如下。①等长运动训练：利用等长运动的方法维持并逐步扩大关节活动度，在骨关节疾病或术后的早期，可用石膏固定使挛缩的肌肉处于伸展状态，如绞木棒石膏法、石膏绷带更换法、衬垫补加法等。②主动运动训练：主动运动在运动疗法技术中应用最广泛，对神经肌肉性挛缩或痉挛可使用放松训练及主动的关节活动训练等方法以扩大关节活动度。放松训练不仅可用于减轻挛缩，扩大关节活动度，也可用于在增强肌力训练或其他运动疗法之后，以消除疲劳感。肌张力常受意识的影响，对于肌张力升高的患者，关节活动度受到限制，若采取一定的放松训练，能较好地扩大关节活动度。临床上常用的放松训练方法有对比法、交替法和暗示法。主动的关节活动训练包括各种徒手体操或借助简单设备（如体操棒、肋木等）进行的训练。徒手体操是扩大关节活动度最常用的方法。③被动运动训练：防止肌肉松弛无力，维持关节活动度和其伸展性。④体位转换：防止失用性肌萎缩，维持关节活动度和肢体的伸展灵活性。

（3）防止软组织粘连造成的关节活动障碍：软组织粘连、挛缩多是由皮肤、肌肉及包绕关节周围的软组织发生变化而引起，运动疗法是有效的治疗手段，常用方法如下。①伸张训练：使关节周围挛缩的软组织松弛的一种牵拉矫正方法，常常利用康复治疗师的手法、训练器具或患者自身的重量及体位等方法进行伸张。②摆动训练：可牵拉关节周围组织，在短时间内改善关节的运动范围，也可起到肢体放松的效果，如将上肢或下肢置于下垂体位，做前后放松摆动，直至肢端有麻木的感觉为止，此种训练方法多用于肩、髋、膝关节等。③自动滑轮训练：患者通过滑轮拉动肢体快速轮流屈伸受限的关节，并使之超出受限的范围，或者也可让患者在受限部位故意加大牵拉力，从而达到牵拉粘连组织的目的。④持续关节功能牵引：通过持续牵引松解关节周围的粘连组织，但不破坏其组织弹性，可扩大关节活动度，其方法为固定患侧关节的近侧，将该关节的远端套上牵引用具，再挂上适宜的重量，重量可从0.5kg开始，逐渐增加，直至被牵引的关节有紧张感。⑤持续性被动牵引：利用器械或电动活动装置，使手术肢体在手术后能进行早期、持续性、无疼痛的被动活动，可缓解疼痛，扩大关节活动度，防止粘连和关节僵硬，消除手术和制动带来的并发症。

3.增强耐力的训练

增强耐力的训练是全身大肌群参加得以发展体力的一种持续性周期性运动。肌肉耐力指有关肌肉持续进行某项特定任务的能力，其大小可以用从开始收缩直到出现疲劳时已收缩了的总次数或所经历的时间来衡量，因能量代谢以有氧代谢为主，故又称有氧运动。这种运动的特点：训练需要持续一定的时间，保持一定强度，多属周期性、节律性的运动项目；对增强心血管和呼吸功能以及改善新陈代谢有良好的作用，常用于一般健身、强身，以及心血管、呼吸、代谢等系统疾病的康复。

(1)常用方法：具体如下。①散步：一般速度缓慢，全身放松，每次持续时间10～30min，运动强度小，目的在于精神和躯体的放松以及对心脏进行温和的锻炼。常用于高血压、消化性溃疡、神经衰弱和体力较弱的其他慢性病患者。②医疗步行：在平地或不同坡度地段上所进行的定量步行。医疗步行是全身耐力训练的主要方法之一，是一项简便易行的有氧训练方法。医疗步行宜在环境优美、视野开阔的场地内进行。康复治疗师对步行距离、上坡次数及地面坡度、步行速度、休息次数、步行训练总时间等影响运动的因素，均需作出明确的规定，患者按要求进行步行训练。医疗步行可分为平地步行和坡地步行两大类。运动强度一般属于中等，适用于冠心病、慢性心功能不全、糖尿病、肥胖、慢性支气管炎、肺气肿等疾病患者。③健身跑：为了充分发挥健身跑的健身疗效，训练时要注意正确的跑步方法。患者进行健身跑训练，要遵照康复治疗师作出的运动处方进行，按规定的健身跑方法、运动强度、运动频率和运动持续时间实施。开始练习健身跑的患者可进行间隙跑或短程健身跑，以后可改为常规健身跑。健身跑前要充分做好预备运动，训练结束时做适当的调理运动。

(2)训练原则：具体如下。①注意安全：增强耐力的训练对心血管等内脏系统影响较大，有些训练项目如健身跑、骑自行车、跳绳等运动强度比较大，因此，训练前认真进行必要的体格检查，特别是心血管系统和运动器官的检查，以免在训练中发生意外或运动损伤；对有潜在意外危险的患者，尤其是心血管疾病患者，应有一定的监护措施。②循序渐进：按患者病情及体质情况制订训练计划，并严格按照进度中规定的运动量训练，切忌急于求成、超量训练。③准备与整理活动：在每次训练前要有5～10min的准备活动，训练后要有5min左右的整理活动，避免突然开始训练或突然停止。

4.平衡和协调训练

(1)平衡训练：平衡功能障碍主要是由缺少视觉信息输入、前庭功能紊乱、缺乏本体感觉、肢体缺失、瘫痪及小脑功能失调等引起。平衡训练不仅用于有神经疾病的患者，而且也适用于下肢骨折、软组织损伤或手术后的患者。

(2)平衡训练原则：支撑面积由大到小，从静态平衡到动态平衡，身体重心逐步由低到高，从自我保持平衡至破坏平衡时维持平衡，从注意下保持平衡到不注意时保持平衡，从睁眼下活动逐步过渡到闭眼下活动，最后可破坏前庭器官的平衡来保持身体平衡。训练时，从容易做的动作开始，系统有序地进行。

(3)平衡训练方法：具体如下。①静态平衡训练：人体在无外力的作用下，自身能控制及调整身体平衡的能力，主要依赖于肌肉的等长收缩及关节两侧肌肉协同收缩完成，如前臂支撑俯卧位，前倾跪位、坐位和站立位。②动态平衡训练：在外力作用于人体或身体的原有平衡被破坏后，人体需要不断地调整自己的姿势来维持新的平衡的一种能力，主要依赖于肌肉的等张收缩来完成，如重心的前后或左右移动、平衡板上的站立训练、抛接球训练等。

(4)协调训练：广泛用于深感觉障碍、小脑性、前庭迷路性和大脑性运动失调，以及一系列因不随意运动所致的协调运动障碍。协调训练主要是为了改善对主动运动的控制能力，恢复动作的协调性和精确性，提高动作质量。其基础是利用残存部分的感觉系统以及利用视觉、听觉和触觉来管理随意运动。种类大体上分为：对上肢的训练，对躯干和下肢的训练，包括卧位训练、坐位训练、立位训练、步行时的训练和附加重量的步行训练。

5.关节松动术

(1)基本概念：关节松动术是指康复治疗师在关节活动允许范围内为解除关节活动障碍或缓解疼痛而采用的被动治疗手法，又称“澳式手法”。具体应用时常选择关节的生理运动和附属运动作为治疗手段。生理运动是指关节在生理范围内完成的运动，可主动或被动完成的运动，在关节松动术中属于被动运动；附属运动是指在自身及其周围组织允许的范围内完成的运动，是维持关节正常活动不可缺少的一种运动，一般不能主动完成，需他人或本人对侧肢体来帮助才能完成，常用的运动类型有摆动、滚动、滑动、旋转及分离和牵引等。

(2)关节松动术的分级：目前比较常用的是根据关节活动度和康复治疗师手法幅度来分级的 Maitland 四级法。

Ⅰ级：康复治疗师在关节活动的起始端，小范围、节律性地来回推动关节。

Ⅱ级：康复治疗师在关节活动允许范围内，大范围、节律性地来回推动关节，但不接触关节活动的起始端和终末端。

Ⅲ级：康复治疗师在关节活动允许范围内，大范围、节律性地来回推动关节，每次接触到关节活动的终末端，并能感觉到关节周围软组织的紧张。

Ⅳ级：康复治疗师在关节活动的终末端，小范围、节律性地来回推动关节，每次均接触到关节活动的终末端，并能感觉到关节周围软组织的紧张。

上述四级手法中，Ⅰ、Ⅱ级用于治疗因疼痛引起的关节活动受限者；Ⅲ级用于治疗关节疼痛并伴有僵硬者；Ⅳ级用于治疗因周围组织粘连、挛缩而引起的关节活动受限。手法分级范围随着关节活动度的大小而变化，当关节活动度减小时，分级范围相应减小，当治疗后关节活动度改善时，分级范围也相应增大。

6.医疗体操

(1)医疗体操的概念：医疗体操是专门编制的体操综合练习以防治伤病，促进身体功能康复的一种运动疗法，由徒手体操或轻器械的体操运动形式所组成。在康复治疗中广泛用于手术后早期下床活动和年老体弱、伤病初愈的患者。

(2)医疗体操的特点：医疗体操与其他康复手段相比有以下特点。①选择性强：由于医疗体操是依据病情来编制体操动作进行功能练习，故可针对不同情况编制，使其作用到全身、某一关节或某一肌群。选择不同的准备姿势、活动部位、运动方向、运动幅度、运动速度、动作要求及肌肉收缩程度等可收到不同的效果，便于进行个别对待。②容易控制和掌握运动量：通过不同的运动强度、动作幅度、持续时间、重复次数等，较准确地控制医疗体操的运动量。③适应性广：按不同的方法编制的医疗体操，可分别达到发展肌肉力量、耐力，扩大关节活动度，加快速度，训练协调、平衡等不同目的。④提高患者的情绪：通过不同的医疗体操，采用多元化的练习，达到相同的康复锻炼的目的。这将有助于提高患者的情绪，取得更好的锻炼效果。

(3)医疗体操的练习方式很多，可以按作用和用途分为各种类型的练习，如姿势矫正体操、肌肉放松体操和体力恢复体操等。

①姿势矫正体操：为了保持正常的姿势或使不良姿势及病态姿势恢复所进行的一系列的体操训练，称为姿势矫正体操。姿势矫正主要是针对由于脊柱变形所形成的不良姿势所采取的训练。编制姿势矫正体操时，应遵循以下原则：a.增强凸出一侧已被拉长并衰弱的肌肉力量，b.牵拉凹入一侧已缩短的肌肉和韧带；c.进行与变形方向相反的运动。姿势矫正体操可在训练室、家庭、学校、工作场所中进行，要注意不要采取助长不良姿势和脊柱变形的姿势。指导患者了解在床上、学习桌上、椅子上和工作时的正确姿势，禁止做过重的劳动。练习要多样化以提高儿童青少年的兴趣。幼儿每次练习 20～30min，儿童每次练习 40～50min，每日 1 次。

a.矫正脊柱后凸的体操：脊柱后凸即驼背，可发生于胸椎、腰椎或整个脊柱。一般表现为胸椎高度的后突，腰椎和颈椎仍保持在生理弯曲范围内，骨盆倾斜度减轻，近于水平位。它形成的主要原因有先天性的，如佝偻病，还有学龄期驼背、修鞋工人多见的职业性驼背以及老年性驼背等。常用的练习方法有胸大肌的放松和伸展练习、胸大肌的被动伸展练习、体操棒练习、伸展脊柱练习、利用器械做身体后屈的练习等。

b.矫正凹驼背的体操：凹驼背是驼背的一种，除了胸椎后凸增加之外，还有腰椎、腰骶部前凸增加。外观上，腰骶部的凹陷非常明显，下腹部向前凸起，胸廓变为扁平。治疗的重点与驼背大致相同，主要是松弛和伸展胸大肌，同时增加脊柱的背伸肌力量和腹肌力量。

c.矫正脊柱前凸的体操：脊柱前凸主要为腰椎前弯度增加，此时胸椎后弯特别明显。脊柱前凸的原因有先天性畸形、两髋关节屈曲挛缩、先天性髋关节脱位等，此外，肌萎缩症时也可出现本病。常用的训练方法包括：利用肋木、斜台的训练；体前屈和举腿训练；骨盆后倾、后举腿训练等。

d.矫正脊柱侧弯的体操：脊柱侧弯是指脊柱额状面上的异常，是向侧方的弯曲，又称脊柱侧凸。侧弯的原因很多，有小儿麻痹症时躯干肌麻痹所致者，有骨骼系统障碍所致者，也有胸廓成形术所致者，此外，还有原因不明的特发性脊柱侧弯。医疗体操训练的重点是强化脊柱有关肌肉的作用。

②肌肉放松体操：用于肌紧张严重、无法松弛者，多见于颈部、肩部、胸部、背部之肌肉。松弛体操可以在仰卧位、椅坐位、立位、步行位和各种姿势下进行。多数配合呼吸运动，让患者吸气时收缩，呼气时松弛。

③体力恢复体操：患者在疾病及外伤恢复过程中或已经基本恢复，为缓解心身紧张状态，锻炼不经常使用的身体部位，或为恢复全身体力而进行的训练。训练不是针对肌力低下或关节活动度受限这一类损害，而是为了提高全身所有的肌肉、关节、心脏、肺脏功能，增加全身体力的一种训练，训练内容最适合于四肢、躯干、内脏有轻度损害者，或接近健康的患者，但亦可用于局部伤病，如：下肢骨折固定中的患者可进行上半身的训练；手外伤者进行下半身的训练等。体力恢复体操分为卧位体操、坐位体操和立位体操。

7.牵伸技术

(1)基本概念：应用作用力和反作用力的原理，并将这一对方向相反的力量作用于肢体或局部软组织，达到改善或恢复关节周围软组织的伸展性，减低肌张力，增加或恢复关节活动度，防止发生不可逆的组织挛缩，预防或减少运动时出现的软组织损伤。

(2)牵伸方法：根据牵伸力的来源将牵伸分为徒手牵伸、机械装置牵伸和自我重量牵伸。

①徒手牵伸：患者取合适体位，康复治疗师对紧张、挛缩的组织或活动受限的关节施加手力牵伸。牵伸力量应使患者产生明显的牵扯酸胀感，但不能产生过分的疼痛，方向与肌肉紧张或挛缩的方向相反，速度缓慢平稳，持续20～30min，重复操作3～5次。与机械被动牵伸相比，徒手牵伸作用时间短，不容易引起肌肉的牵伸反射和增加肌张力。

②机械装置牵伸：利用牵伸装置、滑轮系统或系列夹板对患者进行较高强度、较长时间的牵伸，一般牵伸时间要较长，至少要20min，甚至数小时才能产生治疗效果。

③自我重量牵伸：利用自身重量作为牵伸力量，或利用某特定动作对肢体所产生的牵伸作用，由患者自己完成的一种软组织伸展性训练。

(3)临床应用：具体如下。

适应证：凡由肌肉痉挛及软组织挛缩、粘连或瘢痕形成，引起肌肉、结缔组织缩短及关节活动度减小者均可采用牵伸治疗。

禁忌证：关节内或关节周围组织有特异性炎症，如结核、感染患者；骨折未愈、严重的骨质疏松患者；肌肉、韧带等软组织急性损伤患者，神经损伤或神经吻合术后早期患者；组织内有血肿或有出血倾向者；关节活动或肌肉稍被牵拉即产生剧痛者。

8.神经肌肉促进技术

(1)基本概念：神经肌肉促进技术是根据神经生理与神经发育的规律，应用促进和抑制的方法改善脑损伤者运动控制能力的一类康复治疗方法。神经肌肉促进技术主要利用特殊的运动模式、反射活动、本体和皮肤刺激等手段促进运动功能恢复。在康复治疗中应用较普遍的有Rood方法、Bobath方法、Brunnstrom方法、神经肌肉本体促进技术、Vojta疗法等。

(2)技术特点：具体如下。①治疗原则：以神经系统作为治疗重点对象，将神经发育学、神经生理学的基本原理和法则应用到脑损伤后运动障碍的康复治疗中。②治疗目的：把治疗与功能活动特别是ADL结合起来，在治疗环境中学习动作，在实际环境中使用已经掌握的动作并进一步发展技巧性动作。③治疗顺序：基本动作练习按照运动发育顺序进行。④治疗方法：应用多种感觉刺激，包括躯体、语言、视觉等，并认为重复强化训练对动作掌握、运动控制及协调具有十分重要的作用。⑤工作方式：强调早期治疗、综合治疗以及各相关专业的人员(如物理疗法师、作业疗法师、言语疗法师、心理疗法师及社会服务人员等)积极配合；重视患者及其家属的主动参与，这是治疗成功与否的关键因素。

(3)常用方法：具体如下。

①Bobath方法。a.理论基础：Bobath方法主张按照正常个体发育的顺序，利用正常感觉反馈输入，如自发性姿势反射和平衡反应来调节肌张力，诱发正常的运动反应输出，通过中枢神经系统对运动输出加以重组而改善运动功能。先学习并掌握基本的姿势与运动模式，然后逐渐转变为日常生活中复杂的功能性、技巧性动作。b.基本技术与手法如下。a)控制关键点运动。关键点的控制主要包括：中心控制点，即胸骨柄中下段，主要控制躯干的张力；近段控制点，即头部、骨盆、肩部等，分别控制全身、骨盆和肩胛带部位的张力；远端控制点，即手指、足，分别控制上肢、手部及下肢、足等部位的张力。b)反射性抑制模式运动，主要包括手、上下肢、肩的抗痉挛模式以及利用反射机制改善异常的肌张力。c)利用调正反应，主要包括翻正反应和平衡反应。d)利用感觉刺激，Bobath方法中常用的感觉刺激主要有加压或负重、放置及保持、轻推等。

②Rood方法。a.理论基础：包括利用多种感觉刺激引起正常运动的产生和肌张力的正常化。治疗还必须根据患者个体的发育水平，循序渐进地由低级感觉性运动控制向高级感觉性运动控制发展。Rood认为运动控制能力的发育一般是先屈曲后伸展，先内收后外展，先尺侧偏斜后桡侧偏斜，最后是旋转。因此，可以利用个体发育规律促进运动的控制能力，Rood将运动控制能力的发育分为四个阶段。b.基本技术与手法：利用多种感觉刺激来诱发肌肉反应，如快速刷擦和轻触摸、温度刺激、牵拉肌肉、轻叩肌腱或肌腹、挤压肌腹或关节和机体负重等，都可以产生类似的效应。利用感觉刺激来抑制肌肉反应，如轻微的挤压关节可以缓解肌肉痉挛，持续牵伸或将已经延长了的肌肉保持在该位置数分钟至数天甚至数周，可以抑制或减轻痉挛。选用一些特殊的感觉刺激来促进或抑制肌肉，听觉和视觉刺激可用来促进或抑制中枢神经系统，如：节奏明快的音乐具有促进作用，节奏舒缓的音乐具有抑制作用；康复治疗师说话的音调和语气可以影响患者的行为；光线明亮、色彩鲜艳的环境可以产生促进效应。

③Brunnstrom方法。a.理论基础：Brunnstrom方法认为脑卒中后出现的原始反射、刻板协同动作和联合反应等在人体发育的早期是正常的，在恢复早期应将其作为偏瘫患者运动功能恢复过程中的正常部分加以促进和利用，以诱发一些运动反应。可以通过本体感觉刺激、皮肤刺激、感觉与视觉反馈等方法来诱发这些动作。一旦这些协同动作能较随意和自由地进行，可再训练患者控制、修正、摆脱这些模式而变为正常模式，最后争取恢复独立、自主的随意运动。b.基本技术与手

法：最基本的治疗方法是早期充分利用一切方法引出肢体的运动反应，并利用各种运动模式（不论这种运动模式是正常的还是异常的），如共同运动、联合反应，再从异常模式中引导、分离出正常的运动成分。最终脱离异常的运动模式，逐渐向正常、功能性运动模式过渡。如对躯干需要早期开始训练，以获得躯干运动控制。训练的主要内容是增强躯干平衡和躯干肌活动。根据脑损伤后运动功能恢复过程六阶段理论，对偏瘫上肢在不同时期采取不同的训练手法。例如在 Brunnstrom 方法第Ⅰ～Ⅱ阶段，通过对健侧肢体的活动施加阻力引出患侧肢体的联合或共同运动。Brunnstrom 方法第Ⅲ阶段学会随意控制屈、伸共同运动，促进伸肘，并将屈、伸运动与功能活动和日常生活活动结合起来。Brunnstrom 方法第Ⅳ阶段，促进上肢共同运动的随意运动。Brunnstrom 方法第Ⅴ阶段，脱离共同运动，增强手部功能。Brunnstrom 方法第Ⅵ阶段，按照正常的活动方式来完成各种日常生活活动，加强上肢协调性、灵活性及耐力的练习，以及手的精细动作练习。

④神经肌肉本体促进技术（PNF）。a.理论基础：包括利用各种本体感觉刺激如牵张、关节压缩和牵引、施加阻力等方法，按照姿势和运动发育的顺序，应用螺旋形、对角线状运动模式来促进运动功能恢复。b.基本技术与手法：PNF 以正常的运动模式和运动发展为基础技术，强调运动而不是单一肌肉的活动，其特征是肢体和躯干的螺旋形和对角线主动、被动、抗阻力运动，类似于日常生活中的功能活动，并主张通过手的接触、语言命令、视觉引导来影响运动模式。根据运动模式的发生部位可以分为上肢模式、下肢模式和颈部模式；根据肢体的相互运动，可以分为单侧模式和双侧模式。模式的正常时序是肢体远端关节（上肢为手和腕、下肢为足和踝）首先按要求完成活动，并保持该位置，随后其他部分一起活动。旋转是模式中的主要组成部分，由开始直至最后。常用的基本技术：节律性启动、等张收缩组合、拮抗肌逆转、稳定性逆转、重复牵伸、收缩-放松和保持收缩-放松等。

⑤Vojta 疗法。a.理论基础：Vojta 疗法从神经生理学的观点出发，促进反射性翻身与反射性俯爬两个移动运动的完成与协调发展，通过移动运动反复、规律地出现，促进正常反射通路和运动，抑制异常反射通路和运动，达到治疗的目的。b.基本技术与手法：Vojta 疗法的手法包括反射性俯爬与反射性翻身两种移动运动。这两种移动运动是人类最原始、最基本的全身移动形式。在治疗时为了激活这种功能，利用一定的出发姿势、一定的诱发方法，在患者一定部位的诱发带上给予刺激，诱导出移动运动，如：反射性俯爬，是在俯卧位姿势下，促进头部回旋上抬、肘支撑、手支撑、膝支撑等功能，以及促进爬行移动的刺激手法。

9.运动再学习疗法

(1)定义:运动再学习疗法(MRP)把中枢神经系统损伤后运动功能的恢复训练视为一种再学习或再训练的过程,以神经生理学、运动科学、生物力学、行为科学等为理论基础,以脑损伤后的可塑性和功能重组为理论依据。认为实现功能重组的主要条件是需要进行针对性的练习活动,练习得越多,功能重组就越有效,特别是早期练习有关的运动。而缺少练习则可能产生继发性神经萎缩或形成不正常的神经突触。MRP 主张通过多种反馈(如视、听、皮肤、体位、手段引导等)来强化训练效果,充分利用反馈在运动控制中的作用。

(2)治疗内容:包含了日常生活中的基本运动功能。分别为:①上肢功能;②口面部功能;③仰卧到床边坐起;④坐位平衡;⑤站起与坐下;⑥站立平衡;⑦步行。

(3)治疗步骤:①了解正常的活动成分并通过观察患者的动作来分析缺失的基本成分;②针对患者丧失的运动成分,通过简洁的解释和指令、反复多次的练习,并配合语言、视觉反馈及手法指导,重新恢复已经丧失的运动功能;③把所掌握的运动成分与正常的运动结合起来,不断纠正异常,使其逐渐正常化;④在真实的生活环境中练习已经掌握了的运动功能,使其不断熟练。

六、运动处方

在患者进行运动治疗前,专科医师对患者的功能状况进行检查评定后,依据评定的结果,以处方的形式安排合适的运动治疗项目,规定适宜的运动量并注明在运动中的注意事项,称之为运动治疗处方,简称为运动处方。

1.制订运动处方的原则

(1)个别对待:运动治疗应根据患者的病种、性别、年龄、文化程度、生活习惯,制订有针对性的治疗方案,即因人而异。

(2)循序渐进:在制订运动处方时,内容由少到多,程度由易到难,运动量由小到大,使患者逐步适应。

(3)持之以恒:一方面大部分运动疗法项目需要坚持一定时间的训练才能显示出疗效;另一方面,运动训练治疗效果在停止训练一段时间后会逐渐减退,因此,在确定了运动治疗方案后,要长期坚持训练。

(4)及时调整:在康复治疗过程中,要定时进行评定,根据评定结果及时调整治疗方案。

(5)安全监护:在安排训练时,要特别注意患者是否存在不安全或危险因素,做好必要的保护措施,如心血管疾病患者的监护,以防意外发生。

2.运动处方的内容

完整的运动处方应包括运动治疗项目、运动量及注意事项三方面内容。

(1)运动治疗项目:根据对患者实施运动训练的康复治疗目的而选择确定,主要包括如下几种。①耐力性运动:主要是健身,改善心肺功能和代谢能力,如健身跑、步行、骑自行车、跳绳、上下楼梯等。②力量性运动:主要是增强肌肉力量,改善关节功能,消除局部脂肪积聚,如哑铃、杠铃、拉力器、实心球和各种肌力练习器等。③恢复功能性运动:主要是治疗某些疾病,对伤残患者的功能进行恢复,如各种医疗体操、功能锻炼器等。④放松性运动:主要是松弛肌肉,放松紧张情绪,消除肌肉与精神疲劳,防治高血压及神经衰弱等疾病,如散步、气功、太极拳、医疗体操等。

(2)运动量:在一次锻炼中肌肉做功的总量,也是锻炼中的总负荷量。其大小取决于运动训练的强度、持续时间和频度三种因素的综合作用。

①强度:确定运动治疗量的重要因素,直接影响运动治疗效果和治疗中的安全性。对以骨关节或神经肌肉疾病为主的患者常以要求达到最大的活动范围、最强的肌力程度为目标,其运动强度一般偏大,往往通过运动后肢体有无疼痛和酸胀、关节活动度是否改善、有无局部反应等情况调整强度。而对内脏或代谢系统疾病为主的患者,常用活动控制法和心率控制法。活动控制法适用于非心血管疾病的患者,如糖尿病、肥胖等。心率控制法适应于心脏病患者。

②持续时间:每次运动训练所延续的时间。在很大程度上取决于运动治疗强度,在规定的运动量中,运动强度小则持续时间长,运动强度大则持续时间短。一般来说,运动开始时可在 15～30min,以后增加至 30～60min 或更长。

③频度:两次运动时间的间隔或每周运动的次数。一般应每日或隔日 1 次,运动量大时,可适当延长间隔时间,但每周运动治疗不应少于 3 次。每次重复运动次数因人、因病情而定。对于关节、肌肉功能障碍患者,则每天至少治疗 1 次,对主要的关节和肌群每 1～2h 运动 5～15min,可明显提高疗效。

④每次运动的安排:一次运动治疗时间通常分为三个阶段,即预备阶段、训练阶段、结束阶段。这三个阶段的时间划分各不相同。如疾病恢复的早期,预备阶段时间要长一些,约 15min,使患者身体逐渐适应运动,防止突然进行强度大的运动后,产生内脏器官不适应和关节、肌肉损伤;训练阶段用 25min 左右,这一阶段是重点训练阶段,此阶段要完成一次运动疗法预期的目标,达靶心率的运动应维持 15min 左右;结束阶段为 5～15min,是训练中的调理放松运动,最好进行几节放松操后再进行散步。在疾病恢复的中期和后期,预备阶段可适当缩短,约为 10min,训练阶段可控制在 30min 左右,结束阶段为 5～15min。时间划分因人而异。

(3)注意事项:提醒患者在运动治疗过程中应注意的问题,包括运动具体方法、运动量控制的补充说明以及提醒安全防护事项等,可参考制订运动处方原则部分。

七、运动疗法常用设备

运动治疗常离不开器械,运动治疗的器械种类繁多。根据使用的目可分为:增加关节活动度的器械、增强肌力的器械、恢复平衡及协调性的器械、增强耐力的器械等。根据治疗的部位可分为:上肢运动器械、下肢运动器械、全身运动器械等。有的器械既可以改善关节活动,又可以增强肌力;既可用于上肢治疗,又可以用于下肢治疗。近年来,随着电子计算机技术在康复医学领域中的渗入,运动治疗器械也从单一功能的机械装置转变为多功能的电子计算机控制系统,用途日益广泛。

(1)上肢运动治疗器械,包括肩关节练习器、肩梯、肋木、滑轮及吊环组合练习器、墙壁拉力器、上肢悬吊牵引架、前臂旋转练习器、腕屈伸练习器、磨砂板、分指板、重锤手指练习器等。

(2)下肢运动治疗器械,包括电动站立斜床、站立架、悬吊牵引架、股四头肌练习器、平衡杠、坐式踏步器、踝关节屈伸练习器、步行训练器具(如各种拐杖、助行器等)、步行训练用阶梯等。

(3)综合训练器械,包括各种上肢及下肢功率车、平衡训练仪、减重步行训练系统等。

第二节　物理因子治疗

物理因子治疗,简称理疗,是指应用天然或人工的物理因子(如电、光、声、磁、冷、热等)作用于人体,通过人体神经、体液、内分泌和免疫等生理调节机制,达到预防和治疗疾病目的的方法。理疗具有疗效确切、副作用少、无痛苦、操作简单等优点,在康复领域中有着广阔的应用范围。

一、电疗法

应用电治疗疾病的方法称为电疗法。常用的电疗法可分为直流电疗法、低频电疗法、中频电疗法、高频电疗法和其他电疗法等五大类,现主要介绍前四类。

(一)直流电疗法

1.概述

(1)直流电疗法:应用直流电治疗疾病的方法称为直流电疗法。

(2)直流电药物离子导入疗法：应用直流电将药物离子导入体内进行治疗疾病的方法。根据电学“同性相斥”的原理，将带正电荷的药物离子置于阳极下，带负电荷的药物离子置于阴极下导入人体。药物离子主要经皮肤汗腺、皮脂腺管口或黏膜、伤口的细胞间隙进入人体。离子导入药物的选择应注意：①易溶于水，易电离、电解；②明确药物极性，药物成分要纯；③局部应用要有效。从阳极导入的常用药物离子有钙、镁、锌、普鲁卡因、维生素 B_1、透明质酸酶等，从阴极导入的常用药物离子有碘、氯、溴、维生素C等。

2.治疗作用

(1)扩张血管，促进血液循环，改善组织营养，加速神经和其他组织的再生。

(2)阳极下可消散水肿、缓解疼痛、静脉血栓机化。

(3)阴极下可消散炎症、松解粘连、软化瘢痕、提高神经肌肉兴奋性、加快骨折愈合。

(4)直流电阴、阳极下的化学反应可促使肿瘤变形坏死，起到治癌作用。

(5)脊柱部位的上行性电流(阴极置于头端，阳极置于足端)可降低血压、提高肌张力，下行性电流(反置)可升高血压、降低肌张力。

(6)直流电药物离子导入疗法除具有直流电治疗作用外，还有导入药物的治疗作用。

3.治疗技术

(1)衬垫法：最常用的方法，适用于体表较平整的部位。治疗时使用两个铅片电极或导电橡胶电极，以及与电极形状相似，但周边比电极大1cm、厚1cm的吸水衬垫。用温水将衬垫浸湿，以拧不出水为宜，将衬垫碾平，套住电极。暴露患者治疗部位，若治疗部位皮肤有破损，应用绝缘胶布遮盖。进行药物离子导入时，将药液洒在滤纸上，再将滤纸、衬垫和电极依次放在患处皮肤上，作为作用极；另一衬垫和电极为辅极，与作用极对置或并置，并固定稳妥。按治疗需要和药物极性，用导线将两个电极分别与直流电治疗仪的阴、阳极相连。缓慢旋转电位器，调节电流，成人治疗电流密度为 $0.03 \sim 0.1mA/cm^2$，通电时电极下可有轻度针刺感、紧束感。每次治疗15～25min，每日或隔日1次，10～15次为1个疗程。

(2)电水浴法：适用于体表凹凸不平的手、足部位。治疗使用陶瓷或塑料盆(槽)、碳棒电极或铅电极，盆内盛温水，水量以能浸没治疗部位为度。进行直流电药物离子导入疗法时，在盆内加入药液。手、足浸入水中，另一片状电极与衬垫置于患肢近端或背、腰骶部，然后调节电流输出。单个肢体治疗时电流为10～15mA，两个肢体治疗时为15～20mA，四个肢体治疗时为25～40mA，每次治疗

15～25min。其余方法与衬垫法相同。

(3)眼杯法:适用于眼部。治疗时使用底部插有碳棒电极或白金丝电极的眼杯。进行直流电药物离子导入疗法时眼杯内需注入药液,药液浓度低于衬垫法中的浓度或与滴眼剂的相同。治疗前先在眼杯口边缘涂少许凡士林。治疗时患者低头睁眼,眼眶紧贴眼杯边缘,使角膜与杯内液体相接触;另一个辅极置于颈后。缓慢调节电流达1～2mA,每次治疗10～20min。治疗结束时先缓慢调节电流至0位,患者再抬头离开眼杯,以清洁棉球擦干眼部。

4.临床应用

(1)适应证:周围神经炎、神经根炎、神经损伤、神经症、自主神经功能紊乱、高血压、慢性关节炎、慢性炎症浸润、慢性溃疡、术后粘连、瘢痕增生、血栓性静脉炎、盆腔炎、颞下颌关节功能紊乱患者等。

(2)禁忌证:恶性肿瘤(局部直流电化学疗法除外)、高热、昏迷、活动性出血、心力衰竭、妊娠、急性化脓性炎症、急性湿疹、局部皮肤破损、局部金属异物、置有心脏起搏器、对电流及导入药物过敏者。

(二)低频电疗法

低频电疗法是采用频率为0～1000Hz的电流治疗疾病的方法,包括经皮电神经刺激疗法、神经肌肉电刺激疗法、功能性电刺激疗法、感应电疗法、电兴奋疗法、痉挛肌电刺激疗法等。

1.经皮电神经刺激疗法

(1)概述:经皮电神经刺激疗法(TENS)是应用一定频率、一定波宽的低频脉冲电流作用于体表,刺激感觉神经达到镇痛的治疗方法。其频率一般为1～150Hz,脉冲宽度为2～500μs,多数为单相或双相不对称方波脉冲电流。

(2)治疗作用

1)镇痛:TENS的主要治疗作用。其可能的镇痛机制包括:①较低频率、较长波宽的脉冲电流作用于皮肤后,神经冲动传入脑和垂体,引起脑内吗啡样多肽释放而达到镇痛目的,镇痛作用的产生较慢(数小时)、持续时间较长(数小时)。②较高频率、较短波宽的脉冲电流作用于皮肤后,神经冲动传入脊髓,通过闸门控制机制产生镇痛效应,镇痛作用的产生较快(数分钟)、持续时间较短(数分钟)。

2)促进局部血液循环,增加组织血供。

3)促进骨折、伤口愈合。

(3)治疗技术

目前TENS分为三种治疗方式:常规型、类针刺型、短暂强刺激型。

治疗时将两个电极对置或并置于痛点、运动点、扳机点、穴位、神经走行部位或神经节段。根据治疗需要选择治疗参数,时间一般为 20～60min,每日 1～3 次,可较长时期连续治疗。

(4)临床应用

1)适应证:各种急慢性疼痛,如神经痛、头痛、关节痛、肌肉痛、术后伤口痛、分娩宫缩痛、牙痛、癌痛、残肢痛、幻肢痛等,也可用于骨折后愈合不良者。

2)禁忌证:置有心脏起搏器者、颈动脉窦部位、孕妇的下腹部与腰部。

2.神经肌肉电刺激疗法

(1)概述:神经肌肉电刺激疗法(NMES)是应用低频脉冲电流刺激神经肌肉引起肌肉收缩的治疗方法。这种方法主要用于刺激失神经肌、痉挛肌和平滑肌。

(2)治疗作用

1)加速神经的再生和传导功能的恢复,促使失神经肌恢复运动功能。

2)肌肉收缩的泵效应可改善肌肉本身的血液循环,防止或减轻失用性肌萎缩和挛缩。

3)对痉挛肌的拮抗肌进行刺激,引起拮抗肌强直收缩,使痉挛肌肌张力下降。

4)刺激中枢性瘫痪的肌肉时,肌肉的收缩可向中枢输入皮肤感觉、运动觉、本体感觉的信息冲动,促进中枢运动控制功能的恢复和正常运动模式的重建。

5)刺激平滑肌可提高平滑肌的肌张力。

(3)治疗技术

1)失神经肌电刺激:采用能输出三角波或方波的低频脉冲电疗仪。治疗前应先进行强度-时间曲线检查,确定失神经肌支配的程度以及治疗所应采用的脉冲前沿宽度和刺激强度。治疗时一般以阴极为刺激电极,将点状刺激电极置于肌肉的运动点上,另一个较大的辅极置于颈背部(上肢治疗时)或腰骶部(下肢治疗时),电极下均应放置衬垫。刺激电流以能引起肌肉明显可见收缩而无疼痛为度,肌肉收缩的次数以不引起过度疲劳为度。对大肌肉或病情严重的肌肉,应减少每分钟收缩的次数,刺激数分钟后休息数分钟,反复刺激和休息,达到每次治疗共收缩40～60 次。随着病情好转,逐渐增加每次收缩的次数,缩短休息时间,达到每次治疗至少总共收缩 80 次。本疗法每日或隔日治疗 1 次。

2)痉挛肌电刺激:采用能先后输出两路方波的低频脉冲电疗仪,频率为0.66～1Hz,脉冲宽度为 0.2～0.5ms。两路脉冲电流的延迟时间为 0.1～1.5s。电刺激时采用 4 个小电极,一路的 2 个电极置于痉挛肌两端肌腱处,另一路的 2 个电极置于拮抗肌肌腹两端。两路电流频率与脉冲宽度相同。调节电流输出后,两路电流交替出现，强度以引起明显肌肉收缩为度。每次治疗15～20min，每日1次。痉挛肌松弛时间延长后可改为每2～3天治疗1次。

(4)临床应用

1)适应证：下运动神经元损伤所致的肌肉失神经支配、失用性肌萎缩等患者，上运动神经元损伤所致的痉挛性瘫痪、帕金森病等患者。

2)禁忌证：与直流电疗法相同。

3.功能性电刺激疗法

(1)概述：功能性电刺激疗法(FES)是用低频电流刺激已丧失功能或功能不正常的器官或肢体，以其产生的即时效应来代替或矫正器官或肢体已丧失的功能的治疗方法。目前，功能性电刺激疗法已用于许多器官，如心脏起搏器、膈肌起搏器、人工耳蜗，以及用于膀胱、尿道的电刺激。

(2)治疗作用：当上运动神经元受损时，下运动神经元通路存在，有应激功能，但由于失去来自中枢的运动信号，肢体不能产生随意运动。此时，如给予适当的电刺激，可产生相应的肌肉收缩，用以补偿所丧失的肢体运动。同时，电刺激通过传入神经经脊髓传导至中枢，对促进肢体功能重建及心理状态的恢复有作用。

(3)治疗技术：采用有1～8个通道，能输出低频脉冲电流的电刺激器。脉冲电流为方波或其他波形，脉冲宽度为0.1～1ms，频率为20～100Hz。刺激电极分别置于治疗所需动作的各有关肌肉、肌群表面或植入其中，与治疗器的各通道连接。治疗时各通道的刺激电极按预置的程序进行刺激，使各肌肉先后产生收缩活动，形成接近正常的动作。治疗早期每次刺激10min，每日数次，随着功能的恢复，逐渐延长刺激时间，调节电流参数，最后过渡到自主活动。

(4)临床应用

1)适应证：脑卒中、脑瘫与脊髓损伤后的足下垂、站立步行障碍与手功能障碍等患者，马尾神经或脊髓损伤后的排尿功能障碍患者，呼吸功能障碍、特发性脊柱侧弯患者等。

2)禁忌证：置有心脏起搏器患者禁用功能性电刺激疗法，意识障碍、骨关节挛缩畸形、下运动神经元受损、神经应激性不正常者也不宜应用本疗法。

(三)中频电疗法

采用频率为1～100kHz的电流治疗疾病的方法，包括等幅中频电疗法、调制中频电疗法、干扰电疗法等。

1.等幅中频电疗法

(1)概述：采用频率为1～20kHz的等幅正弦电流治疗疾病的方法称为等幅正

弦中频电疗法，通常称为等幅中频电疗法，习惯称音频电疗法。

(2)治疗作用

1)镇痛：等幅电流作用于人体后痛阈明显上升，起到镇痛效果。

2)促进血液循环，利于消炎、镇痛、加速浸润吸收、促进神经血管功能恢复。

3)软化瘢痕、松解粘连、消散硬结。

(3)治疗技术：采用等幅中频电疗仪，可输出2000Hz或4000～8000Hz等幅正弦电流。电极为铅片、铜片或导电橡胶。衬垫由2～3层绒布制成。治疗时将电极和温水浸湿的衬垫对置或并置于治疗部位，电流密度为0.1～0.3mA/cm^2，以患者有麻、颤、刺、抽动感为度，感觉减弱时，可再增大电流。每次治疗20～30min，每日1次，15～20次为1个疗程，治疗瘢痕、粘连时可延长至30～50次。

(4)临床应用

1)适应证：瘢痕、关节纤维性挛缩、术后粘连、炎症后浸润硬化、血肿机化、肩关节周围炎、狭窄性腱鞘炎、血栓性静脉炎、慢性盆腔炎、神经炎、肱骨外上髁炎、咽喉炎、肠粘连、尿潴留、带状疱疹后遗神经痛等患者。

2)禁忌证：恶性肿瘤、急性炎症、有出血倾向、活动性肺结核等患者及置有心脏起搏器者、孕妇的下腹部。

2.调制中频电疗法

(1)概述：中频电流被低频电流调制后，其幅度随着低频电流的频率和幅度的变化而变化，这种电流称为调制中频电流。应用这种电流治疗疾病的方法称为调制中频电疗法。调制中频电流的低频调制波频率多为1～150Hz，波形有正弦波、方波、三角波、梯形波、微分波等，中频载波频率多为2～8kHz。

(2)治疗作用：调制中频电疗法兼有低频电与中频电两种电流的作用，电流的波形、幅度、频率和调制方式不断变换，人体不易产生耐受性，可在多方面产生治疗作用。

1)镇痛，即时止痛效果更好。

2)促进血液循环和淋巴回流，利于消散炎症。

3)断调波可以锻炼骨骼肌，连续波与断调波可以提高平滑肌肌张力。

4)作用于神经节或神经节段时可产生反射作用，调节自主神经功能。

(3)治疗技术：采用电脑中频电疗仪应用微机与数控技术，内存多个按不同需要编制的多步程序处方，操作简单，但不能自行调节参数。治疗时根据病情需要选定治疗部位、治疗处方，按患者耐受度调节电流。具体操作技术与等幅中频电疗法相同。

(4)临床应用

1)适应证:颈椎病、肩关节周围炎、骨关节病、关节炎、肌纤维组织炎、腱鞘炎、肱骨外上髁炎、瘢痕、粘连、血肿机化、注射后硬结、坐骨神经痛、面神经炎、周围神经疾病、失用性肌萎缩、溃疡、结石、慢性盆腔炎、便秘、术后肠麻痹、尿潴留等患者。

2)禁忌证:同等幅中频电疗法。

3.干扰电疗法

(1)概述:以两组频率相差 0～100Hz 的中频正弦交流电交叉输入人体,在人体内电流交叉处形成干扰场,产生差频为 0～100Hz 的低频调制的中频电流,即干扰电流。以干扰电流治疗疾病的方法称为干扰电疗法。

(2)治疗作用:干扰电流兼有低频电和中频电的特点,最大的电场强度发生于电极之间的电流交叉处,因而作用较深、范围较大。

1)镇痛:抑制感觉神经,使痛阈明显升高,90～100Hz 差频镇痛作用最明显。

2)促进血液循环:干扰电流发挥作用后毛细血管和小动脉持续扩张,改善局部血液循环,加速渗出物吸收,尤以 50～100Hz 差频最明显。

3)兴奋运动神经和肌肉:10～50Hz 差频可引起骨骼肌强直收缩,1～10Hz 差频可提高平滑肌和横纹肌的肌张力。

4)对自主神经的作用:干扰电流作用于颈腰交感神经节可分别调节上肢、下肢血管的功能,改善血液循环。

5)加速骨折愈合。

(3)治疗技术:采用能输出两路差频为 0～100Hz 的等幅中频正弦电流的干扰电疗仪,有两对电极和由 2～3 层绒布制成的薄衬垫。治疗时务必使病变部位处于两组电流交叉处的中心,按病情需要选择合适差频,每次治疗选用 1～3 种差频,每种差频治疗 5～15min,总共治疗 20～30min。电流以引起麻痹感或肌肉收缩活动为度。每日治疗 1 次,15～20 次为 1 个疗程。

(4)临床应用

1)适应证:颈椎病、肩关节周围炎、关节炎、扭挫伤、肌纤维组织炎、坐骨神经痛、术后肠粘连、肠麻痹、胃下垂、弛缓型便秘、尿潴留、压迫性张力性尿失禁、胃下垂、失用性肌萎缩、雷诺病、骨折延迟愈合等患者。

2)禁忌证:同等幅中频电疗法。

(四)高频电疗法

采用频率在 100kHz 以上的电流治疗疾病的方法,称为高频电疗法,包括共鸣火花疗法、中波疗法、短波疗法、超短波疗法、微波疗法等。此处主要介绍超短波疗法和微波疗法。

1.超短波疗法

(1)概述:应用波长为1～10m(频率为30～300MHz)的高频电场作用于人体以治疗疾病的方法称为超短波疗法。国内常用的超短波的波长为7.37m(频率40.68MHz)和6m(频率50MHz)。

(2)治疗作用:超短波作用于人体时可达深部肌层与骨,可引起明显的温热效应,此外还存在着非热效应。

1)改善血液循环:温热效应可使毛细血管、小动脉扩张,血流加快,加速炎症产物和代谢物的清除,消散水肿。

2)镇痛:中等强度的温热效应可通过加速致痛物质的清除、减轻水肿、降低感觉神经兴奋性等途径来起到止痛的作用。

3)消散炎症:中等强度的温热效应可促进渗出吸收、炎症产物排除。中小剂量治疗时免疫功能增强,使巨噬细胞数量增多,吞噬能力增强,血供改善,使抗体、补体、凝集素、调理素增多,周围血液白细胞、碱性磷酸酶活性增高,白细胞干扰素效价升高,均有利于炎症的控制和消散。

4)加速组织再生修复:中小剂量超短波治疗时局部血液循环增强,组织营养改善,酶活性提高,肉芽组织、结缔组织生长加快,从而促使组织修复、伤口愈合。

5)缓解痉挛:中等强度的温热效应可降低神经兴奋性,使骨骼肌、平滑肌的痉挛缓解,肌张力下降。

6)调节神经功能:中小剂量超短波作用于神经节段、反射区与交感神经节,可调节相应区域神经、血管和器官功能。

7)抑制、杀灭肿瘤细胞:高频电在强热剂量(温度达42.5℃以上)治疗时可抑制肿瘤细胞生长、分裂、繁殖,与放疗、化疗结合应用可提高肿瘤治疗效果。

(3)治疗技术:采用超短波电疗仪治疗。目前国内最常用的治疗方法是电容电极法,治疗时将两个电极对置或并置于治疗部位,对置作用较深而集中,并置作用较表浅而作用面积大。

1)治疗剂量:超短波疗法的治疗剂量按治疗时患者的温热感觉程度分为4级。

无热量(Ⅰ级剂量):无温热感,适用于急性炎症早期、水肿显著或血液循环障碍部位。

微热量(Ⅱ级剂量):有刚能感觉到的温热感,适用于亚急性、慢性疾病患者。

温热量(Ⅲ级剂量):有明显而舒适的温热感,适用于慢性疾病、急性肾衰竭患者。

热量(Ⅳ级剂量):有刚能耐受的强烈热感,适用于恶性肿瘤患者。

治疗时应按照超短波电疗仪的输出功率、病灶部位的深度与患者的温热感觉,在超短波电疗仪调谐(输出电流最大、测试氖光灯最亮)的情况下,调整电极与皮肤之间的间隙来调节治疗剂量。

2)治疗程序:接通电源,超短波电疗仪预热 2～3min,将电极放置于治疗部位,调节电极与皮肤之间的间隙,将输出钮调至“治疗”挡,再调节“调谐”钮,达到最高的谐振点。无热量治疗,每次 5～10min,每日 1～2 次,5～10 次为 1 个疗程;微热量治疗,每次 10～20min,每日 1 次,15～20 次为 1 个疗程;温热量治疗,每次30～60min,每日 1～2 次,5～8 次为 1 个疗程;热量治疗,每次 40～60min,每周 1～2 次,6～15 次为 1 个疗程,与放疗、化疗同步进行。

(4)临床应用

1)适应证:软组织、五官、内脏等部位,关节的炎症感染、扭挫伤、神经炎、神经痛、胃十二指肠溃疡、骨折愈合延缓、颈椎病、肩关节周围炎、腰椎间盘突出症、静脉血栓、急性肾衰竭、恶性肿瘤等患者。

2)禁忌证:高热、有出血倾向、心血管功能代偿不全、活动性结核、恶性肿瘤(热量治疗除外)等患者,妊娠、置有心脏起搏器、局部有金属异物者。

2.微波疗法

(1)概述:应用波长 1m～1mm(频率 300MHz～300GHz)的高频电场治疗疾病的方法称为微波疗法。根据其波长分为三个波段:分米波(波长 1m～10cm,频率 300～3000MHz)、厘米波(波长 10～1cm,频率 3000～30000MHz)、毫米波(波长 10～1mm,频率 30～300GHz)。

(2)治疗作用:分米波与厘米波的辐射场作用于人体时产生温热效应,其温热效应可改善组织血液循环、镇痛、消散亚急性与慢性炎症、加速组织再生修复、缓解痉挛、调节神经功能、调节内分泌腺和内脏器官功能、抑制杀灭肿瘤细胞。分米波作用可达深层肌肉,厘米波作用只达皮下脂肪、浅层肌肉。

毫米波对人体的作用与分米波、厘米波有很大的不同。毫米波辐射于人体时易被水分所吸收,对人体组织的穿透力很弱,只达表皮。毫米波的极高频振荡可产生非热效应,能量通过人体内 DNA、RNA、蛋白质等大分子的谐振向深部传送而产生远位效应。毫米波能够改善组织微循环、消炎去肿、促进组织再生、增强免疫功能、调节神经或器官功能、抑制杀灭肿瘤细胞。

(3)治疗技术:分别采用分米波、厘米波和毫米波电疗仪。分米波、厘米波的治疗剂量和疗程安排与超短波疗法相同,毫米波治疗时将辐射器紧贴在患病部位的皮肤上或穴位、痛点上，尽可能使辐射器输出电场的方向与血管、神经、经络的走行方向一致。一般每次治疗 20～30min，每日或隔日 1 次，10～15 次为 1 个疗程。

(4)临床应用

1)适应证：胃十二指肠溃疡、冠心病、高血压、颈椎病、神经炎、神经痛、骨关节炎、骨折、软组织扭挫伤、肩关节周围炎、烧伤、肺炎、支气管炎、慢性盆腔炎等患者，与放疗、化疗综合使用治疗皮肤癌、乳癌、恶性淋巴瘤、宫颈癌、直肠癌、食管癌等恶性肿瘤。

2)禁忌证：与超短波疗法相同。避免在眼部、小儿骨骺与睾丸部位治疗。

二、光疗法

应用人工光源或日光辐射治疗疾病的方法称为光疗法。按照波长排列，光波依次分为红外线、可见光和紫外线三部分。光疗法在康复治疗中应用广泛，常用的人工光源有红外线、紫外线、激光等。

(一)红外线疗法

1.概述

红外线是不可见光，波长范围为 760nm～400μm，位于红光之外，故称为红外线。临床上将波长 760nm～1.5μm 的波段称为近红外线(短波红外线)，可穿透皮肤和皮下组织；波长 1.5～400μm 的波段称为远红外线(长波红外线)，多被表层皮肤吸收。应用红外线治疗疾病的方法称为红外线疗法。红外线辐射于人体组织后产生温热效应。

2.治疗作用

红外线被人体吸收后转化为热能，局部组织温度升高，血管扩张，血液循环加速，新陈代谢及免疫功能增强，有降低肌张力、消炎、消肿、镇痛作用。

3.治疗技术

采用红外线辐射器照射。治疗时暴露需照射部位，灯头正对治疗部位中心，距离为 30～60cm，以患者有舒适的温热感为度，每次照射 20～30min，每日 1～2 次，15～20 次为 1 个疗程。红外线照射可与外用药、针刺相结合，治疗效果更佳。

4.临床应用

(1)适应证：软组织损伤 24h 后及炎症感染吸收期、伤口愈合延迟、慢性溃疡、压疮、冻伤、肌肉痉挛等患者。

(2)禁忌证：出血倾向、高热、恶性肿瘤、活动性结核、急性炎症、严重动脉硬化等患者。避免直接照射眼睛，谨慎用于感觉障碍者。

（二）紫外线疗法

1.概述

紫外线是不可见光，波长范围为180～400nm，位于紫光之外，故称为紫外线。临床上将紫外线分为三个波段：波长320～400nm为长波紫外线（UVA），波长280～320nm为中波紫外线（UVB），波长180～280nm为短波紫外线（UVC）。应用紫外线治疗疾病的方法称为紫外线疗法。紫外线作用于人体组织后主要产生光化学效应。

2.治疗作用

人体组织吸收紫外线后产生血管活性物质，皮下微血管扩张，照射野皮肤出现红斑、色素沉着，伴有脱皮现象。紫外线具有杀菌、消炎、脱敏、止痛、促进伤口愈合、促进维生素 D_3 生成、增强免疫功能等治疗作用。

3.治疗技术

采用紫外线灯进行照射。常见的紫外线灯有高压汞灯和低压汞灯，前者主要产生中、长波紫外线，后者主要产生短波紫外线。

（1）剂量分级：一定距离的紫外线垂直照射人体特定部位的皮肤，经过一定潜伏期后，出现肉眼可见的最弱红斑所需要的剂量或所照射的时间称为最小红斑量（MED）。

紫外线的照射剂量按受照射皮肤的红斑反应来进行分级，具体分级如下。

0级红斑量（亚红斑量）：1MED以下，照射后无肉眼可见的红斑反应。

Ⅰ级红斑量（弱红斑量）：1～2MED，照射后6～8h出现可见的轻微红斑反应，24h内消退，皮肤无脱屑。

Ⅱ级红斑量（中红斑量）：3～5MED，照射后4～6h出现明显红斑反应，皮肤稍水肿，轻度灼痛，2～3日消退，皮肤有斑片状脱屑和色素沉着。

Ⅲ级红斑量（强红斑量）：6～10MED，照射后2～4h出现强红斑，皮肤水肿、灼痛，4～5日消退，皮肤大片状脱皮，色素沉着明显。

Ⅳ级红斑量（超强红斑量）：10MED以上，照射后2h出现强烈红斑反应，皮肤暗红、水肿，出现水疱，剧烈灼痛，5～7日消退，色素沉着明显。

（2）照射方法：全身紫外线照射按患者本人的MED计算照射剂量，采用亚红斑量照射。不同情况的成人与小儿的照射治疗有基本、缓慢、加速三种进度，全身分区照射，隔日1次，15～20次为1个疗程。

局部紫外线照射时一般根据首次照射后皮肤红斑反应及治疗需要以不同幅度逐步递增每次照射的剂量。治疗严重感染的病灶或伤口时可采用病灶中心加大剂量的中心重叠照射法。治疗伤口时应根据创面情况增减剂量。局部紫外线照射每日或隔日1次,中红斑量与强红斑量照射3～5次为1个疗程,弱红斑量照射5～10次为1个疗程。

进行紫外线照射时,工作人员须穿长衣裤、戴护目镜。患者需戴护目镜或用罩布遮盖眼睛,只裸露照射野,其他部位必须用治疗巾遮盖好。局部照射时要严格掌握照射野和照射剂量,不得肆意扩大照射野或超量照射,以免引起皮肤红斑反应剧烈、水疱、糜烂或创面组织液大量渗出。

4.临床应用

(1)适应证:全身照射疗法适用于佝偻病、骨质疏松、骨软化症、过敏症、免疫功能低下、疖肿、玫瑰糠疹、斑秃、银屑病、白癜风等患者。局部照射疗法适用于皮肤化脓性感染、伤口感染或愈合不良、急性气管炎、肺炎、支气管哮喘、急性关节炎、烧伤、慢性溃疡、急性神经痛等患者。体腔照射疗法适用于外耳道、鼻、咽、口腔、阴道、直肠、窦道等腔道感染患者。

(2)禁忌证:心肝肾功能衰竭、出血倾向、活动性结核、急性湿疹、系统性红斑狼疮、日光性皮炎、光敏性疾病等患者及恶性肿瘤局部。

(三)激光疗法

1.概述

激光是受激辐射放大产生的光,具有亮度高、单色性好、方向性强、相干性好的特性。应用激光治疗疾病的方法称为激光疗法。

2.治疗作用

(1)高强度激光疗法:常用的激光器是CO_2激光器、Nd:YAG激光器等,其输出功率在瓦(W)级以上。高强度激光对组织有高热、高压强、高电磁场作用,可使蛋白质变性凝固,甚至炭化、汽化,使组织止血、黏着,并可焊接或切割分离组织。

(2)低强度激光疗法:常用的激光器是He-Ne激光器、半导体激光器,其输出功率一般小于50mW,有时可达数百毫瓦。低强度激光对组织产生刺激、激活、光化作用,可改善组织血液循环,加快代谢产物和致痛物质的清除,可消炎镇痛;提高白细胞吞噬能力,增强免疫功能;增强组织代谢与生物合成,加速组织修复。

3.治疗技术

(1)高强度激光疗法:治疗时将聚焦光束对准患病部位进行瞬间的凝固、汽化、切割治疗。较小病灶可一次消除,较大病灶可分次治疗,也可以通过内镜进行体腔内治疗。

(2)低强度激光疗法:可进行区域性照射,照射时灯头距离照射区皮肤0.5～

1m,以照射区有舒适热感为度,每区10～15min;可进行斑点状照射,照射患病区、创面、痛点或穴位,灯头与皮肤距离根据各光源特性而定,每点照射3～5min,每次可照射3～5个点。每日1次,10～15次为1个疗程。

4.临床应用

(1)适应证:高强度激光疗法适用于皮肤科疾病、食管癌、胃肠吻合术、胆囊手术、痔、颅内肿瘤、包皮环切术、关节腔手术、冠状动脉成形术、呼吸道阻塞、阴道纵隔、宫颈炎、宫颈癌、尖锐湿疣等患者。低强度激光疗法适用于皮肤皮下组织炎、伤口愈合不良、慢性溃疡、窦道,过敏性鼻炎、带状疱疹、关节炎、肌纤维组织炎、支气管炎、支气管哮喘、神经炎、神经痛等患者。

(2)禁忌证:恶性肿瘤、皮肤结核、活动性出血等患者。治疗过程中做好防护,避免辐射眼睛。

三、超声波疗法

(一)概述

人能听到的声音频率为16～20000Hz,频率高于20000Hz的声波叫超声波。应用超声波治疗疾病的方法称为超声波疗法。

(二)治疗作用

超声波的机械振动作用于人体时可产生微细按摩作用、温热作用、空化作用及多种理化作用,具有镇痛解痉、消肿、软化瘢痕、松解粘连、加速骨折愈合、溶栓、调节神经和内脏功能等治疗作用。

(三)治疗技术

采用超声治疗仪治疗,超声治疗仪由主机和声头两部分组成。超声波疗法可采用连续波和脉冲波。临床上常用的治疗操作为直接接触法,直接接触法又可分为固定法和移动法。采用直接接触法治疗时声头和皮肤之间不得有任何空气间隙,须涂以声头耦合剂,耦合剂可为甘油、凡士林、液体石蜡、乳胶等。不同波形和治疗方法的超声波的治疗强度,治疗时间多选用5～10min,治疗频率多为1次/日。一般急性病5～10次为1个疗程,慢性病15～20次为1个疗程。

(四)临床应用

(1)适应证:神经痛、神经炎、软组织损伤、注射后硬结、瘢痕粘连、血肿机化、狭窄性腱鞘炎、骨折延迟愈合、血栓性静脉炎、冠心病等患者。

(2)禁忌证:恶性肿瘤(高强度聚集超声波治疗除外)、急性炎症、有出血倾向等患者及小儿骨骺部、孕妇下腹部、眼、睾丸等部位。

四、磁疗法

（一）概述

应用磁场治疗疾病的方法称为磁疗法。

（二）治疗作用

磁场作用于人体可以改变人体生物电流、生物磁场的大小和方向，产生感应微电流，影响体内酶的活性与新陈代谢。磁场还能通过对穴位、神经的刺激反射作用于全身。磁疗法具有镇痛、消肿、镇静、降压、软化瘢痕、松解粘连、促进骨折愈合、抑制癌细胞等作用。

（三）治疗技术

1.治疗剂量

小剂量或弱磁场：磁场强度 0.1T 以下，适用于头、颈、胸部及年老、年幼、体弱者。

中剂量或中磁场：磁场强度 0.1～0.2T，适用于四肢、背、腰、腹部。

大剂量或强磁场：磁场强度 0.2T 以上，适用于肌肉丰满部位、急性疼痛及癌性疼痛者。

2.治疗方法

1）静磁场法：静磁场法多采用磁片法。可直接将磁片敷贴于体表病变部位或穴位，一般持续敷贴 3～5 天。磁场强度 0.05～0.2T。治疗时可采用单磁片、双磁片、多磁片，磁片放置可采用并置法或对置法。

2）动磁场法

（1）旋磁疗法：用微电机带动机头固定板上的 2～6 块磁片旋转产生旋磁场进行治疗的方法。将旋磁治疗仪的机头置于治疗部位，每次治疗 15～20min，每天 1～2 次，15～20 次为 1 个疗程。

（2）电磁疗法：用电流通过感应线圈使铁心产生磁场进行治疗的方法。常用的有低频交变磁场治疗机、脉动电磁治疗机等。常用磁场强度为 0.2T 以上，局部治疗时间 20～30min，每日 1 次，10～20 次为 1 个疗程。

（四）临床应用

（1）适应证：软组织损伤、皮下血肿、关节炎、腱鞘炎、肋软骨炎、神经炎、神经痛、神经衰弱、胃肠功能紊乱、胃炎、原发性高血压、痛经、盆腔炎、前列腺炎、婴儿腹泻、瘢痕增生、注射后硬结、海绵状血管瘤等患者。

(2)禁忌证:高热、有出血倾向、心力衰竭、恶性肿瘤晚期等患者及孕妇下腹部、置有心脏起搏器者。

五、石蜡疗法

(一)概述

石蜡疗法为康复治疗中最常用的一种传导热疗法。利用加热后的石蜡涂敷于患部治疗疾病的方法称为石蜡疗法。医用石蜡为白色、半透明、无水的固体,熔点为50～60℃。

(二)治疗作用

(1)温热作用:石蜡热容量大,吸热后保温时间长,冷凝时发热缓慢,具有强而持久的温热作用,故有镇痛消炎、缓解痉挛、促进组织修复、降低纤维组织张力、恢复组织弹性等作用。

(2)机械作用:石蜡具有很强的可塑性、延展性、黏滞性,因此石蜡敷贴于人体时可以紧贴皮肤,在冷却过程中体积逐渐减小,对组织产生机械压迫作用,利于水肿消散。

(3)润滑作用:石蜡具有油性,可润滑皮肤、软化瘢痕。

(三)治疗技术

(1)蜡饼法:将加热后完全熔化的蜡液倒入搪瓷盘内,蜡液厚约2cm,冷却至初步凝结成块状时敷贴于患部,外包塑料布、棉垫保温,适用于躯干或肢体较平整部位。

(2)浸蜡法:石蜡完全熔化后冷却至60℃左右时,患者将手足浸入蜡液后立即提出,反复浸提数次。石蜡在手足表面凝成手套样或袜套样膜,然后再持续浸于蜡液中,适用于手足。

(3)刷蜡法:石蜡完全熔化后冷却至60℃左右时,用排笔蘸蜡液在患部反复均匀涂刷,使石蜡在皮肤表面冷凝成膜,外面再包蜡饼保温,适用于躯干凹凸不平部位或面部。

以上各种石蜡疗法在瘢痕或血液循环障碍、感觉障碍部位施用时蜡温应稍低。每次治疗30min,每日1次,15～20次为1个疗程。

(四)临床应用

(1)适应证:关节炎、腱鞘炎、骨折后关节肿胀与功能障碍、软组织损伤、瘢痕增生挛缩、神经痛等患者。

(2)禁忌证:高热、昏迷、有出血倾向、急性化脓性炎症、活动性结核、恶性肿瘤等患者及孕妇的腰腹部等。

六、冷疗法

(一)概述

冷疗法是康复治疗中常用的一种低温疗法。利用低于体温与周围环境温度,但在0℃以上的低温治疗疾病的方法称为冷疗法。

(二)治疗作用

(1)止血、减轻水肿:冷刺激可使组织温度下降、小血管收缩、血管通透性降低。

(2)减轻疼痛:冷刺激可降低感觉神经的兴奋性和减缓传导速度。

(3)缓解痉挛:冷刺激可降低运动神经的传导速度,使肌肉兴奋性下降,短暂的冷刺激可使肌张力下降。

(4)降低组织代谢率:冷刺激可使体温降低,组织代谢率下降。

(三)治疗技术

(1)冰水冷敷:将毛巾浸入冰水后拧出多余水分,敷于患部,每2～3min更换1次,持续15～20min。

(2)冰袋冷敷:将碎冰块放入橡胶囊中,或使用化学冰袋,敷于患部或缓慢摩擦,持续15～20min。

(3)冰块按摩:将冰块直接放在患部,反复往返移动按摩,每次5～7min。

(4)冰水局部浸浴:将患病的手、肘或足浸入含碎冰的4～10℃的冰水中,数秒钟后提出、擦干,做被动运动或主动运动,复温后再浸入,如此反复浸提,半小时内浸提3～5次,以后逐渐延长浸入时间达1min,共持续3～4min。

(5)冷气雾喷射:将装有易气化的冷冻剂(一般多用氯乙烷)的喷雾器,在距患部体表2cm处向患部喷射5～20s,间歇0.5～1min后再喷,反复数次,共3～5min,直至皮肤苍白为止。此法多用于肢体急性损伤疼痛处。

(四)临床应用

(1)适应证:高热、中暑、软组织急性扭挫伤早期、软组织急性感染早期、肌肉痉挛、关节炎急性期、骨关节术后肿痛、烧伤、烫伤、鼻出血、上消化道出血等患者。

(2)禁忌证:动脉硬化、闭塞性脉管炎、雷诺病、红斑狼疮、高血压、心肺肝肾功能不全、恶病质、冷过敏等患者,亦不宜用于血液循环障碍、感觉障碍等部位。

七、水疗法

(一)概述

利用水的物理特性以各种方式作用于人体,达到预防、保健、治疗和康复目的的方法称为水疗法。

(二)治疗作用

(1)温度作用:水的比热大,热容量大,导热性强,因而水疗法的温度作用明显。人体对温度刺激的反应受多种因素影响,包括水与人体体温差距、作用面积、作用时间等。

(2)机械作用:全身浸浴时,人体受到静水压力作用,可使血液重新分布;借助水的浮力和阻力能使功能障碍者在水中进行辅助性和抗阻性运动;水流的冲击能起到按摩作用。

(3)化学作用:水可溶解化学药物或气体,对人体可产生化学刺激作用。

(三)治疗技术

水疗法的种类繁多,因所应用的水温、水的成分以及作用方式、作用压力与作用部位不同,其治疗技术、治疗作用及适应范围也不同。此处主要介绍浸浴及水中运动两种常见的水疗法。

1.浸浴

患者的全身或一部分浸入水中进行治疗的方法称为浸浴。

(1)淡水浴。

1)温水浴(水温 37～38℃)与不感温水浴(水温 34～36℃):每次 10～20min,每日 1 次,10～15 次为 1 个疗程,有明显的镇静作用,适用于兴奋过程占优势的神经症、痉挛性瘫痪等患者。

2)热水浴(水温 39℃以上):每次 5～10min,每日或隔日 1 次,10 次为 1 个疗程,有明显的发汗、镇痛作用,适用于多发性关节炎、肌炎、痛风等患者。

3)凉水浴(水温 26～33℃)与冷水浴(水温 26℃以下):每次 3～5min,隔日 1 次,10 次为 1 个疗程,有提高神经兴奋性作用,适用于抑制过程占优势的神经症患者。

(2)药物浴:浸浴方法与淡水浴相同,但在浸浴的淡水中需加入适量的药物。不同的药物通过皮肤产生不同的治疗作用,常用的药物有海盐、松脂粉、碳酸氢钠或中药煎剂滤液等。

(3)气泡浴:在浴水中通入适量的气泡,浸浴时气泡附着于体表,因其导热性小于水而形成温差，有助于改善血液循环，气泡破裂时所产生的机械力对体表起到微细按摩作用。

2.水中运动

水池池壁有扶手和台阶，池中设有治疗床（椅）、肋木、双杠等设备以及充气橡皮圈、软木块、泡沫塑料块等。患者在温水中半卧或坐在治疗床（椅）上，或抓住栏杆、扶手按浮力方向运动，或在水面上做水平面支托运动，或借助漂浮物做反方向的抗阻运动，或借助双杠及扶手做步行、平衡、协调训练等。因水有浮力，肢体在水中运动会比在空气中运动更方便、效果更好，主要适用于脑卒中、颅脑损伤、脊髓损伤、脑瘫、周围神经损伤、骨关节炎、截肢、心脏病术后等患者。在水中进行运动时，各种活动宜缓慢进行，康复治疗师可在池边或水中指导、保护。每次运动5～30min，每日或隔日1次，15～20次为1个疗程。

（四）临床应用

（1）适应证：心肺疾病代偿期、风湿性关节炎、骨关节病、骨折术后、关节置换术后、强直性脊柱炎、脑卒中、脑性瘫痪、脊髓损伤、神经炎、神经痛、周围神经损伤、雷诺病、烧伤、瘢痕、脂溢性皮炎、银屑病等患者。

（2）禁忌证：有出血倾向、活动性肺结核、恶性肿瘤、严重动脉硬化、心肺肝肾功能不全、传染病、发热、炎症感染、皮肤破溃、妊娠、月经期、二便失禁等患者。

第三节　言语治疗

一、概述

言语治疗又称为言语训练或言语再学习，是指通过各种手段对有言语障碍的患者进行针对性治疗。言语治疗的目的是改善患者的言语功能，手段是言语训练，或借助于各种交流替代设备。

（一）适应证

凡是有言语障碍的患者都可以接受言语治疗，但由于言语治疗需要言语治疗师与患者之间的双向交流。因此对于有严重意识障碍、情感障碍、行为障碍、智力障碍或严重精神疾病的患者，以及无训练动机或拒绝接受治疗者，言语治疗难以进行或者难以达到预期的效果。

（二）治疗原则

（1）早期开始：言语治疗开始得越早，治疗效果越好，因此早期发现有言语障碍的患者是治疗的关键。只有早期发现才能早期治疗。

(2)全面评估:言语治疗开始前应及时进行全部的言语功能评定。了解言语障碍的类型及其程度,制订有针对性的治疗方案。

(3)循序渐进:训练要难易适中、循序渐进,既不能太简单也不能太困难。当患者进行一段时间的训练后,正确率达到70%~80%之后,可以考虑增加训练难度。

(4)积极参与:言语治疗的本身就是一种交流的过程,需要患者的主动参与,康复治疗师和患者、患者和家属之间的双向交流也是治疗的重要内容。

(5)及时反馈:根据患者对治疗的反应,及时反馈,强化正确的反应,纠正错误的反应。

(三)治疗场所的选择

治疗场所的选择根据患者病情而异。对于部分处于急性期的患者,当病情许可时,可先在床边进行训练,当可以借助轮椅活动时,可到训练室进行训练。

(四)训练室的要求

训练室要求安静、简洁,避免过度的视觉和听觉上的干扰,最好是能隔音的房间。可方便轮椅进出,有舒适稳定的座椅及高度适中的桌子,室内照明、温度、通风适宜。应具有常见的言语治疗器材,包括录音笔、电脑、镜子、秒表、压舌板和喉镜、单词卡、图片、与单词卡和图片相配的物品、各种评估表格和评估工具。

二、失语症的言语治疗

(一)治疗目标

根据系统的检查评估及患者的具体情况考虑预后,设定长、短期目标以选择合适的治疗措施。

(1)长期目标:总的目标。不同程度失语症的患者有不同的长期目标,轻度失语症的整体长期目标是恢复职业;语言训练的长期目标是改善语言和心理障碍,适应职业需要。中度失语症的整体长期目标是日常生活自理;语言训练的长期目标是发挥残存能力及改善功能,适应社区内交流需要。重度失语症的整体长期目标是回归家庭;语言训练的长期目标是尽可能发挥残存功能,减轻家庭帮助。

(2)短期目标:将达到最终目标的过程分成若干阶段逐次设定具体、细致的目标,根据失语症的不同类型、不同程度选择各种语言形式的训练课题,设定可能达到的水平及预测所需要的时间。重要的是应设定适应患者能力、切实可行的目标。

（二）失语症训练时机

（1）训练开始的时间：言语训练应从已渡过急性期后，患者病情稳定，能耐受训练至少 30min 时，逐渐开始训练。

（2）停止训练或不适合训练的情况：全身状态不佳、意识障碍、重度痴呆、拒绝训练、无训练动机及要求者，或接受一段时间的系统训练，已达到静止阶段者。另外，尽管发病 3～6 个月为失语症的恢复高峰期，但对发病 2 年后的患者，也不能作出言语功能完全不能有恢复的结论。经过系统和强化的训练，患者的言语功能仍会有不同程度的改善，只是恢复的速度较早期慢。

（三）改善言语功能的治疗方法

（1）阻断去除法：此法是 Weigl 提出的建立在简单再学习的假设上的治疗方法。根据 Weigl 的理论，失语症患者的言语功能是基本保留的，其受到阻断的是运用言语的能力。通过言语训练，使患者的障碍阻断得到解除。

（2）Schuell 刺激法：应用强的、控制下的听觉刺激，最大限度地促进失语症患者对损害的语言符号系统进行再建和恢复。此方法是各种失语症治疗方法的基础，应用最广泛。其治疗的基本原则：利用强的听觉刺激、利用适当的言语刺激、利用多途径的言语刺激，反复利用刺激使每个刺激均引起反应，正确反应要强化，并不断矫正刺激。利用听觉、视觉和触觉等刺激，但应以听觉刺激为主完成治疗课题。在给予患者一个刺激后，应引出患者的一个反应，当患者回答正确时应予以正强化，回答错误时予以负强化。当患者在设定的时间内无反应或部分回答正确时，应给予提示。提示可用描述、手势、词头音和文字等方法。治疗课题在连续 3 次正确率大于 80％时，可更换课题或提高课题难度。当连续错答或无反应时，应降低课题难度。在选择治疗课题时，可结合语言模式和失语症的程度进行选择，也可结合失语症类型选择课题，注意由易到难，循序渐进。

（3）功能重组法：Luria 提倡的方法。通过对抑制的通路和其他通路的训练使言语功能重新组合和开发，以便达到言语运用的目的。如通过加强形象化的方法，有可能将记忆策略教给患者。

（4）脱抑制法：利用患者本身可能保留的某种功能（如唱歌等）来解除功能的抑制。

（5）非自主性言语的自主控制：部分失语症患者表达能力很差，只残留极少的词语或者刻板言语，这种言语为非自主性言语。以患者在非自主状态下产生的词语作为言语康复的基础，促使自发性词语正确反应的建立并让其进一步扩展，以达到自控的水平。

（四）改善日常生活交流能力的方法

（1）交流效果促进法：采用接近实际的交流方式，使信息在康复治疗师和患者之间双向传递，这样可尽量调动患者的残存能力，使其获得实用化的交流技能。其可用于各种程度、各种类型的失语症患者。训练方法是，先将一叠准备好的图片正面向下扣在桌子上，康复治疗师与患者交替摸取，不让对方看见自己手中的图片内容，然后双方用各种表达方式（包括迂回语、手势语、指物、绘画等）将信息传递给对方，接受者通过重复确认、猜测、反复询问等方式进行适当反馈，以达到训练目的。训练时，应注意图片内容应符合患者的言语水平。

（2）功能性交际治疗：一种与交流效果促进法一样的言语交流方式，其关键不是训练哪一种言语形式而是采取各种方法和方式达到最大限度的信息交流。

（3）非言语交流方式的应用：对重度的失语症患者，即使经过系统的言语治疗，疗效可能甚微或进展较慢，此时非言语交流除了具有传递信息的作用之外，还是一种极其重要的交流的代偿方式。

①手势语：手势语不只包括手部的动作，也包括头部的动作、面部表情和四肢的动作。训练可从较简单常用的手势语开始，如用点头表示是，用摇头表示不是。康复治疗师示范患者模仿，并在相关场景中不断强化。

②画图、交流板、交流图、交流手册等：对于言语障碍严重但有简单画图能力的患者，可让患者通过简单的画图来进行交流。交流板、交流图、交流手册是将日常生活中常用的活动通过文字、绘图、照片等方式表现出来。患者可通过指出其上的字、图片、照片等来进行交流。

③电脑交流装置：包括发音器、电脑交流辅助系统等。

（五）失语症的对症治疗方法

根据失语症患者的听、说、读、写不同方面的障碍进行有针对性的治疗，是失语症康复中十分重要的康复方法。

1.听理解训练

（1）单词的认知：通过听词指图进行训练，康复治疗师将常见物品的图片摆放在桌子上，说出其中某一物品的名称，让患者进行指认。

（2）2 个以上单词的保持：康复治疗师将若干张常见物品的图片放在桌子上，每次按一定顺序说出其中两种或两种以上物品的名称，让患者按照先后顺序指出自己听到的物品的图片。

（3）句子的理解：用情景画进行。将若干张情景画摆放在桌子上，康复治疗师说出其中某幅情景画的内容，让患者指认出正确的图片。

(4)执行口头指令:根据患者的运动功能保持情况,说出指令,让患者执行,可从简单指令到复杂指令。

(5)文章故事的理解:康复治疗师讲一小段故事或阅读一篇文章给患者,患者根据文章故事的内容回答康复治疗师提出的是与否的问题。

2.口语表达训练

(1)语音训练:在语音辨识的基础上,可以进行语音训练。

(2)自动语为线索进行训练:利用序列语、诗词、歌词等引导出言语。

(3)复述训练:可根据患者复述障碍的严重程度选择复述的内容和方法。可复述单音节、单词、词组、短语、长句等。

(4)命名训练:用图片或者事物让患者说出名字。如有困难,可给予提示(如词头音、手势语、选词等提示),也可用迂回言语诱导和阻断去除法。

(5)使用反义词、关联词、惯用语进行诱导的训练方法。如反义词:上与下,冷与热,哭与笑。关联词:饭和汤、盆和碗等。先同患者一起反复练习,然后康复治疗师说出一个词,让患者说出其反义词。

(6)失语法训练:训练失语症患者在口语或者书面表达的时候的语法缺失。可以利用促进语法结构建立的技术,如利用刺激法,也可以利用再次教育的方式,利用汉语的语法知识,先教患者主谓宾,再教形容词、介词、副词、连词等语法结构。注意需先易后难,循序渐进。

(7)自发口语练习:可用看图说话,鼓励患者叙述。如某日某事的叙述、身边事物的叙述等。

3.阅读理解及朗读的训练

(1)单词的认知:包括单词的辨识和理解,可视患者残存的能力,选择适当的视觉匹配作业和阅读理解匹配作业来进行训练,加强患者辨识和理解词的能力。

①视觉匹配作业:选择一些词卡,让患者选择字形相同的词,此种作业不需要患者理解此意,只需患者辨认相同或相似的图案。

②阅读理解匹配作业:可给患者进行词与图匹配作业、贴标签作业、词汇分类作业、词义练习作业等。

(2)单词的朗读:出示每张单词卡,反复读给患者听,然后鼓励患者一起朗读,最后让患者自己朗读。

(3)句子的认知:可让患者进行词与短语匹配、执行文字指令、找错、问句的理解、双重否定句子的理解、选词填空、组句、造句等训练来进行句子的辨识和理解的训练。

(4)句子的朗读:利用句篇卡,按单词朗读的要领进行练习,由慢速逐渐恢复正常,可选择教读、陪读、延迟读、自行朗读等。

(5)篇章的理解:让患者默读文章,康复治疗师就其内容提问,让患者回答是与否。

(6)篇章的朗读:从报刊、小说、杂志等选择患者感兴趣的内容,康复治疗师和患者同时朗读,开始就以接近正常语速进行,即使跟不上也不等待、错了也不纠正,数次后,鼓励患者自己朗读。应尽量每天坚持。

4.书写训练

(1)临摹与抄写训练:通过临摹与抄写训练,可以促进复制式书写的表达,提高对文字的理解能力。

(2)听写、提示书写训练:可先让患者同时看文字卡片、听和看图片,让患者书写单词,然后把文字卡片翻面,让患者自己听写。也可让患者按提示要求组织文字,促进患者逐渐向自发性书写阶段过渡。

(3)自发性书写训练:让患者看图片写单词,看情景短片,写记叙文,记日记,给朋友写书信等。

三、构音障碍的言语治疗

构音是指通过发音器官的活动形成声音的过程,也就是我们平常所说的发音。构音障碍是指由于构音器官先天性和后天性的结构异常、神经及肌肉功能障碍所致的发音障碍,以及虽不存在任何结构异常、神经及肌肉功能障碍、听力障碍所致的言语障碍。

(一)松弛训练

痉挛性构音障碍患者,通常会存在咽喉部、头面部肌肉紧张、肌张力增高。为了放松构音器官的相关肌肉,可以先进行全身松弛训练。要求治疗室安静,康复治疗师应用尽量缓慢平稳的语调营造放松的氛围,患者可以采用卧位、坐位等放松体位(包括足、腿、臀的松弛,腹、胸和背部的松弛,手和上肢的松弛,肩、颈部和头部的松弛),闭目并集中精力。操作时,先让患者相关部位的肌肉紧张 3s,然后放松,重复数次。每次训练持续时间为 5～15min。

(二)呼吸训练

呼吸气流的量和呼吸的良好控制是正确发声的基础。呼气的适当控制是正确发声的关键,也是保证韵律、重音、语调的关键。呼吸训练的持续时间应根据患者的个体情况进行选择,患者耐受性好的,可适当延长呼吸训练时间至 20min。

(1)若患者可以保持坐稳,需先调整坐姿,尽量保持躯干平直、双肩水平、头处在正中位,平稳地由鼻吸气,然后缓缓地由嘴呼出。

(2)如患者呼气弱且时间短,可以通过手法辅助呼吸训练。让患者进行鼻吸气口呼气,康复治疗师将双手放在患者两侧肋缘稍上方,在患者呼气终末,向下向内用力,增加患者的呼气量。

(3)呼气时,指导患者尽量长时间且平稳地发"s""f"等摩擦音,可不出声音,当患者摩擦音发音时间较长时,可以做同步发声。

(4)通过吸气-屏气-呼气进行训练,康复治疗师数1-2-3,患者吸气,再数1-2-3,患者屏气,再次数1-2-3,患者呼气,以后可逐步延长时间至10s。

(5)通过游戏进行延长呼气时间的训练,可指导患者进行吹气球、吹泡泡、吹纸、吹蜡烛等形式的延长呼气时间的训练。

(三)发音训练

(1)发音启动:呼气时嘴张圆,做发"h"音的口形,然后有声发"a"音,重复练习并逐渐减少"h"音的时间,延长"a"的时间,也可做发摩擦音的口形,然后做发元音的口形,如"s……a""s……u"。进一步促进发音启动的方法是,深吸一口气,在呼气时咳嗽,然后将这一发音动作改变为发元音。

(2)语音辨别:患者对语音的辨别能力对发音的准确性十分重要,因此要训练患者的语音辨别能力。要使得患者能分辨出错音,可以通过口述或者放录音,也可用小组训练的方式,让其中一个患者说话,其他患者辨识错音,最后康复治疗师进行总结。

(3)持续发音:当患者可以正确启动发音时则可进行持续发音训练。让患者一口气尽可能长时间发元音,并使用秒表记录最长发音时间。最好能达到15～20s。由一口气发一个元音,逐步过渡到一口气发两三个元音。

(4)音量控制:教导患者在不同场景(如安静的教室里、喧哗的超市)中,进行不同的音量控制。因此要对患者进行音量控制训练。如背诵数字1～20,让患者音量尽量大,然后可以进行音量从小到大、从大到小的控制训练。

(5)音高控制:许多构音障碍患者表现为语音单调或音高异常。因此可以扩大患者的音高范围,帮助患者找到最合适的音高,在该水平稳固发音,如指导患者唱音阶。当患者音高建立后,可进行音高的滑移变化训练,这是语调训练的前提。

(6)语速控制:构音障碍的患者可能由于痉挛或者运动的不协调导致韵律失常,说话速度异常。可以利用节拍器控制患者的语速,或康复治疗师通过拍打桌子指导患者进行语速的控制。

（7）鼻音控制：构音障碍的患者常常由于软腭、腭咽肌肉无力或运动不协调使得腭咽部不能适当闭合导致鼻腔共鸣量过大，将非鼻音发成鼻音。训练方法：①引导气流通过口腔，如吹泡泡、吹气球等；②推撑训练，患者在两手掌向下、向上、相对推的同时发出“啊”音；③深吸气，鼓腮，维持数秒，然后呼出；④练习发双唇音、舌根音、摩擦音等。

（8）克服费力音：费力音是由于患者的声带过分内收，使得患者发音时声音像是从喉部挤出来的，听起来喉部充满力量，克服费力音是使患者掌握相对容易的发音方式。方法一，打哈欠法，是让患者在打哈欠的状态下发声，打哈欠状态下，可以完全打开声带。方法二，训练患者随着“喝”的音发音，由于此音是在声带外展时产生，所以可以克服费力音。方法三，咀嚼法，让患者一边咀嚼一边发音。因为咀嚼可以降低肌张力并且使得声带放松，因此咀嚼法是常用的克服费力音的方法。另外，可以让患者在语音训练之前先做头颈的放松训练以获得相关肌肉的放松。

（9）克服气息音：构音障碍的患者由于声门关闭不全可导致发声时出现气息音。因此针对此类患者要进行发声时关闭声门的训练。训练方法一：推撑训练。训练方法二：用一个元音或双元音结合辅音和另一个元音发音，如“ama”“elma”等。

（四）口面与发音器官运动训练

1.本体感觉神经肌肉促通法

（1）感觉刺激：用一小块冰由嘴角向外上沿颧肌肌腹向上划，并可刺激笑肌，由下向嘴角滑动，时间3～5s，反复刺激。用软毛刷沿着上述部位轻轻地快速刷拂1min。

（2）压力、牵拉及抵抗：压力可由手指或指尖刺激，如对颏下舌肌进行触压。牵拉可在运动时，用手指对收缩的肌纤维进行反复的轻击，刺激更大的动作。抵抗是只对运动实施一个反方向的力，以加强肌肉运动，只有患者可以进行主动收缩，才可以进行此抵抗训练。

2.下颌运动

（1）尽可能张大嘴巴并维持，然后再闭口，缓慢重复若干次，休息。

（2）下颌前伸，缓慢地由一侧向另一侧移动，重复若干次，休息。

3.唇闭合、唇角外展

（1）双唇尽量向前撅起（发“u”音），然后尽量向后收拢（发“i”音）。

（2）一侧嘴角收拢，维持该动作3s，然后休息。健侧与患侧交替运动。

（3）双唇闭紧，夹住压舌板，增加唇闭合力量。康复治疗师可向外拉压舌板，患者闭唇防止压舌板被拉出。

(4)鼓腮数秒，然后突然(排气)用嘴呼气。有助于发爆破音，患者也可在鼓腮时用手指挤压双颊。

4.舌的运动

(1)舌先尽量向外伸出，然后缩回并向上向后卷起，康复治疗师可将压舌板置于患者唇前，由患者伸舌触压舌板或用压舌板抵抗舌的伸出，以加强舌的伸出力量。

(2)舌尖向外伸出并上抬，重复5次后休息。练习时可用手扶住下颌以防止下颌抬高。当舌的运动力量增强时可用压舌板协助和抵抗舌尖的上抬运动。

(3)舌面抬高至硬腭，舌尖紧贴下齿，舌面抬起。

(4)舌尖伸出由一侧口角向另一侧口角移动。可用压舌板协助和抵抗舌的一侧运动或增加两侧移动的速度。

(5)舌尖沿上下齿龈做环形清扫动作。

5.软腭抬高

(1)用力叹气可促进软腭抬高。

(2)发“a”音，每次发音之后休息3～5s。

(3)重复发爆破音与开元音“pa”“da”，重复发摩擦音与闭元音“si”“shu”，重复发鼻音与元音“ma”“ni”。

(4)用细毛刷、冰块等物刺激软腭，刺激后发元音。

(5)发元音时将镜子、手指或纸巾放在鼻孔下观察是否有漏气。

6.交替运动

(1)颌的交替运动，做张闭嘴运动。

(2)唇的交替运动，需唇向前撅，然后缩回。

(3)舌的交替运动，如伸出缩回，舌尖于口腔内抬高降低，舌由一侧嘴角向另一侧移动。

(4)尽快重复动作，随后做发音练习。

(五)语音训练

患者先做各种唇、舌、下颌的运动后，要尽量长时间保持这些动作，学习到某个目标音的发音类似运动后，开始可以做无声的发音动作，最后轻声发出目标音。原则为先发元音，然后发辅音。在训练元音时，先从单元音开始逐渐过渡到双元音、三元音等。在学习辅音时，先从较易的双唇音开始，如“b”“p”，然后将这些音与元音结合，如“ba”“pa”等。

（六）语言节奏训练

由于构音障碍的患者存在运动障碍，其在讲话时缺乏抑扬顿挫和重音等的变化，表现出音量、音调单一且无节律变化。可通过重读训练进行重音与节奏的训练。通过元音的升调与降调和不同感情（如高兴与伤心）的句子、不同的句型（如陈述句与祈使句）训练患者的语调和节奏。也可使用节拍器、电子琴等乐器，让患者进行训练。

（七）非言语交流方法训练

重度构音障碍的患者，由于言语运动机能的重度受损，患者即使经过言语治疗，也很难恢复正常的交流沟通。此时康复治疗师可以根据患者的个体情况，结合患者的实际需要，制订替代言语交流方法的训练。在国内目前常用的有交流板、交流图，包括各种图板、句子板、词板，有日常生活中常用的图画、句子、词语、标点符号等。在发达国家，也有微型计算机组成的交流辅助系统，为患者更好地解决沟通障碍。

四、吞咽障碍的言语治疗

吞咽障碍是由于下颌、舌、唇、软腭、咽喉、食管括约肌或食管功能受损所引起的功能障碍，导致食物不能从口腔送到胃。

在明确患者有吞咽障碍后，应考虑以下四个方面。一是采取何种类型的营养处置：经口进食还是管饲。二是吞咽障碍治疗开始的时间：立即开始，或是在其他功能改善后开始，或是在处理其他疾病后开始。三是采用何种治疗方法：方法一为间接训练，包括代偿方法、促进吞咽器官功能恢复方法、感觉统合方法、手法疗法；方法二为直接训练，包括食物调配和进食指导。四是针对不同时期特定的治疗方法：口腔准备期、口腔期、咽部期、食管期。

（一）间接训练

1.定义与目的

间接训练是指患者经口进食不安全，只需吞口水，而不给予食物的训练方法。目的是通过强化口咽腔的运动、感觉及肌肉的控制能力，调整进食的姿势，协调进食呼吸以保护气道，促进吞咽功能的恢复。

2.间接训练方法

(1)口腔周围肌肉的训练：包括口唇的闭锁、下颌的开合运动及舌部不同方向的运动。颈部放松，通过颈部前屈后伸、左右旋转、提肩及沉肩运动减少头颈部和躯干的过度紧张。

(2)呼吸训练:通过呼吸训练,减少患者的误吸,可指导患者进行腹式呼吸。

(3)咳嗽训练:通过咳嗽可咳出呼吸道分泌物和误咽食物。

(4)门德尔松手法:当患者喉部上抬不够、食管处入口扩张困难时可通过此手法强化喉部上抬。包括:对于喉部可上抬的患者,让其空吞并保持上抬的位置;对于喉部上抬无力的患者,康复治疗师可以按摩其颈部、上推其喉部,来促进吞咽。

(5)屏气吞咽:让患者深吸一口气,然后完全屏住呼吸,空吞咽2~3次,吞咽后立即咳嗽。

(6)感官刺激:包括各种触觉刺激、冰刺激、味觉刺激等。

(7)其他方法:包括神经肌肉低频电刺激、肌电图生物反馈法、针灸等各种方法。

(二)直接训练

直接训练是指按一定的要求直接经口安全进食食物的方法。目的:通过选择特别调制的食物,使用安全的体位和餐具,减少误吸,安全进食。

在患者不受刺激也能处于清醒的意识状态、能产生吞咽反射、少量误咽能通过咳嗽将异物咳出后,即可开展直接训练。首先选择适合患者进食的体位,一般选择半卧位及坐位下配合头颈部运动的方式进食,严禁在水平仰卧位及侧卧位下进食。食物的形状应根据吞咽障碍的程度及阶段,本着先易后难的原则来选择。容易吞咽的食物为柔软、密度均一、有适当黏度、不易松散、通过口腔和咽部容易变性、不易黏在黏膜上。确定一口量,容易误咽时要从少量(3~4ml)开始。注意餐具的选择,适宜、得心应手的餐具更有助于吞咽障碍患者的摄食训练。要培养良好的进食习惯、定时定量的习惯。

第三章　神经系统疾病的康复

第一节　脑卒中的康复

一、概述

脑卒中是指起病迅速的、由脑血管疾病引起的局灶性脑功能障碍，且持续 24 小时或引起死亡的临床症候群，又被称为脑血管病（CVD）或者脑血管意外（CVA）。

（一）危险因素

（1）不可控因素，如年龄、性别、种族、家族史以及以前曾有过脑卒中的历史等。

（2）可以调控因素，如全身或某些脏器的疾病，高血压、心脏病、糖尿病等。

（3）可以改变的行为因素，如吸烟、饮酒及不合理饮食等。

（二）主要障碍

（1）感觉和运动功能障碍：如半身浅感觉和深感觉丧失或减退，偏盲、偏瘫等。

（2）言语和交流功能障碍：如失语症和构音障碍等。

（3）认识和知觉功能障碍：如记忆、计算、推理障碍、失认症、单侧忽略等。

（4）情感和心理障碍：如强迫症、焦虑和抑郁等。

（5）其他：如吞咽障碍、二便控制障碍、交感和副交感神经功能障碍、性功能障碍等。

二、康复评定

（一）运动能力评定

1.Brunnstrom 评定法

Brunnstrom 评定法（表 3-1）将上肢、下肢和手分别按照这六期进行评测。这种评测法简单实用，在以前的康复评测中曾经得到了广泛的应用。但是该方法只分了等级，没有将其量化，评测治疗效果的敏感性较差。因此，虽然在临床康复中仍然广泛使用着，但显然不能满足现代偏瘫康复研究的需要。

表 3-1 Brunnstrom 评定法

	上肢	手	下肢
1 期	弛缓，无随意运动	弛缓，无随意运动	弛缓，无随意运动
2 期	开始出现共同运动或其成分，不一定引起关节运动	无主动手指屈曲	最小限度的随意运动，开始出现共同运动或其成分
3 期	痉挛加剧，可随意引起共同运动，并有一定的关节运动	能全指屈曲，钩状抓握，但不能伸展，有时可由反向引起伸展	1.随意引起共同运动或其成分 2.坐位和立位时，髋、膝、踝可屈曲
4 期	痉挛开始减弱，出现一些脱离共同运动模式的运动： 1.手能置于腰后部； 2.上肢前屈 90°(肘伸展)； 3.屈肘 90°，前臂能旋前、旋后	能侧方抓握及拇指带动松开，手指能伴随着、小范围地伸展	开始脱离共同运动的运动 1.坐位，足跟触地，踝能背屈； 2.坐位，足可向后滑动，使屈膝大于 90°
5 期	痉挛减弱，基本脱离共同运动，出现分离运动 1.上肢外展 90°(肘伸展，前臂旋前)； 2.上肢前平举及上举过头(肘伸展)； 3.肘伸展位，前臂能旋前、旋后	1.用手掌抓握，能握圆柱状及球形物，但不熟练； 2.能随意全指伸开，但范围大小不等	从共同运动到分离运动： 1.立位，髋伸展位能屈膝； 2.立位，膝伸直，足稍后前踏出，踝能背屈
6 期	痉挛基本消失，协调运动正常或接近正常	1.能进行各种抓握； 2.全范围的伸指； 3.可进行单个指活动，但比健侧稍差	协调运动大致正常。 1.立位髋能外展超过骨盆上提的范围； 2.坐位，髋可交替地内、外旋，并伴有踝内、外翻

2.Rivermead 移动指数

Rivermead 移动指数包含了从床上的移动到跑步等一系列的移动功能，共有 15 个项目。每一个项目每一个项目均给予“0 分”或“1 分”，总分为 0～15 分。该指数的信度和效度均经过检测，而且已经在脑卒中患者中应用过，是一个较好的用

于脑卒中移动功能评测方法

（二）认知功能评定

可先使用下列量表之一进行筛查，再根据检查结果中不正常的项目选择专项认知功能（如注意力、记忆力或执行能力等）评定方法进行评估。

（1）简明精神状态检查（MMSE）。

（2）认知功能筛查量表（CASI）。

（3）洛文斯顿作业疗法认知评定成套测验（LOTCA）。

（三）日常生活活动（ADL）能力评定

可选用功能独立性评定（FIM）、Barthel 指数、Katz 指数和 Kenny 自我照料指数等评定方法。

三、康复治疗

（一）脑卒中康复医疗的主要内容

（1）预防并发症，应避免“失用综合征”和“误用综合征”。

卒中并发症主要包括以下几种。

①肺炎：应以预防为主，治疗包括适当输液、抗生素的应用、吸氧、气道卫生管理和尽快下床活动等措施。

②癫痫：卒中后癫痫的发生率低于 10%。大多数发生于出血性卒中患者，往往有皮层受累。多数癫痫发生在卒中后第一年，发生于第一周达 57%。

③肩手综合征

A.预防：尽可能地防止引起肩手综合征，避免患者上肢尤其是手的外伤（即使是小损伤）、疼痛、过度牵张及长时间垂悬。已有浮肿者应避免在患侧静脉输液。

B.治疗措施：一般治疗包括适当患肢抬高，避免腕部屈曲。主动活动及被动运动以不产生疼痛为度。所有活动均可在患者仰卧，患侧上肢上举以利于增加静脉回流的情况下进行。冷、热水交替浸泡和向心性加压缠绕是简单、安全、有效的治疗方法。实施向心性加压缠时，治疗师用一根粗约 1～2mm 的长线，从远端到近端，先缠绕拇指，然后再缠绕其他每个手指，最后缠绕手掌和手背，一直到恰好在腕关节以上。缠绕时，先做一个可以拉开的小线圈，套在指甲根部水平，然后治疗师用力紧密而快速地缠绕，直到腕关节以上，随后立即拉开线圈的游离端除去绕线。本方法可暂时地减轻浮肿。

此外，还可采用交感神经阻滞。星状交感神经节阻滞对早期肩手综合征多非常有效，但对后期患者效果欠佳。如 3～4 次阻滞无效，则无需再用。有效者疼痛及手肿胀减轻或消失。

类固醇制剂对肩痛有较好的效果,可减轻局部的炎症反应。通常采用口服或肩关节腔及腱鞘注射。

消炎镇痛药物多无效。

④肩关节半脱位

A.表现:患侧肱骨头在关节盂下滑,肩峰与肱骨头之间出现明显的凹陷。

B.机制:冈上肌、三角肌松弛无力;肩胛骨向下旋转。

C.预防:早期良肢位摆放;早期开始功能锻炼;坐起后注意支撑患侧上肢,勿使其下垂。可选用 Sydney 吊带。避免牵拉患侧上肢。

⑤异位骨化

A.表现:局部多有炎症反应、疼痛和关节活动受限,可伴全身低热。局部软组织内可触及质地较硬的团块。脑疾患后异位骨化的好发部位依次为髋关节、膝关节、肩关节和肘关节。一般在发病数月后产生。X 线检查可发现关节周围软组织中出现界限不清的淡钙化影,在未完全骨化者血清中碱性磷酸酶、C 反应蛋白、LDH 增高。

B.机制:可能与局部轻微损伤、小量出血、血循环不良有关。

C.预防:早期开始肢体功能训练,维持关节活动度,但要避免患肢过多被动活动,避免运动损伤。

D.治疗:可采用手术或药物治疗。

手术治疗须血清学检查正常,X 线检查发现骨化部位不再增大,考虑骨化不再发展后,方可行骨化部位切除术、肌腱延长术、肌腱移植术与肌腱切断术等,以便矫正变形,改善关节的活动度。但本病的复发率很高。

异位骨化急性期用 EHDP(乙羟基双亚磷酸氢钠)治疗[10mg/(kg·d)]可阻止其发展,对稳定期的病变作用不显著,而对抑制手术部位的重新骨化则效果显著。

⑥深静脉血栓:多发生在脑卒中早期(高峰在卒中后第一周),此后,这种危险将持续存在,恢复期仍可发生。其发生率在未进行预防者达 23%～75%,其中 10%～20%发生肺栓塞,死亡率达 10%。

⑦失用综合征:通过积极的康复训练,大多数失用综合征的表现是可以预防的。一旦出现失用综合征表现,虽然经过积极的康复训练,只有部分失用表现是可逆的。

⑧慢性脑积水及脑室-腹腔分流管堵塞:在及时发现病因并积极进行脑室-腹

腔分流术(VPS)的外科治疗后,开展积极全面的康复治疗可能会极大地改善患者预后。有关慢性脑积水的早期发现和处理,以及脑室-腹腔分流管堵塞的诊断和治疗详见脑外伤后并发症。

(2)使患者最大限度地生活独立。

(3)使患者和家庭成员在心理上获得最大限度的适应。

(4)通过社会的参与(如回到家里和家人一起生活、儿童患者能去上学,参与娱乐性活动和职业性活动等)预防续发性残疾。

(5)尽可能地提高患者的生活质量。

(6)预防脑卒中和其他血管性疾病的再发。

为了实施这些工作,临床上脑卒中的康复医疗主要应做到:积极地开展预防性康复、正确地进行康复性功能评定、正确地进行康复治疗和形成恰当的康复体系。

(二)康复治疗的适应证

(1)生命体征(体温、血压、脉搏、呼吸)平稳。

(2)医学情况无须专科临床医师特殊处理。

(3)有明确的功能障碍(如瘫痪、疼痛、失语或构音障碍、吞咽障碍等)。

(4)没有严重的认知功能、言语-交流功能障碍和严重的精神障碍,同时具有精神科疾病的患者应该处于精神疾病的稳定期,能够执行口头语言或肢体语言的指令,且可以记忆所学习的康复训练课程。

(5)有一定体力能够进行康复性活动,每天可完成不少于3小时的主动性康复训练。

不符合第1、2条的患者转回急性期综合医院神经科,不符合第3、4、5条的患者转入长期照顾单位(如护理院)。

对非急性期脑卒中患者来说,如果既往没有进行过康复医疗,预计可能从中受益者,仍然可以接受进一步的康复处理。但是经验表明:其康复效果远不如急性期早期康复的效果好。

(三)分期康复治疗

1.发病初期

指从发病入院到病情平稳48小时这一阶段。康复治疗内容主要是抗痉挛体位的摆放及定时翻身,预防压疮和深静脉血栓。

2.软瘫期

是指患侧肢体肌张力低下,无明显随意运动的时期。只要病情平稳、不再进展48小时以上即可开始有患者主动参与的康复训练。

(1)抗痉挛体位:略。

(2)物理治疗

①躯体各部位功能训练:可按被动-助力-主动运动的程序设计训练方案。训练顺序如下。

躯干:床上躯干肌训练-无支撑坐位-床边起坐。

上肢:肩胛带-肩-肘-前臂-腕-指功能训练。

下肢:骨盆带-髋-膝-踝-趾功能训练。

训练方法可参照Bobath、Brunnstrom、本体感觉神经肌肉促进法(PNF)等具体操作。运动量要稳步增加。可配合以软瘫肌肉的功能性电刺激。运动量需根据患者体力设定。每次训练至患者略感疲劳,即Borg自觉疲劳分级11～13级。每日可进行治疗师一对一训练1～2次,鼓励患者在陪护人员保护下自行复习当日训练动作。

②体位转移训练:主要是翻身、起坐练习。

(3)作业治疗:早期开始病房ADL练习,如洗漱、穿衣、二便训练等,逐步提高日常生活活动自理能力。

(4)吞咽训练:如有此方面功能障碍。

(5)预防并发症:肺炎、压疮、深静脉血栓、肩关节半脱位、臂丛神经损伤等。

(6)言语功能训练:如有此方面功能障碍。

(7)认知功能训练:早期如发现非优势半球病变患者有明显偏侧忽略,应注意日常照料或与患者交谈时站在其忽略的一侧。

(8)情绪障碍:主要是卒中后抑郁,治疗药物可用西酞普兰或氟西汀。心理治疗可采用:支持性心理治疗、理性情绪疗法和音乐疗法等。

3.痉挛期

痉挛期是指患侧肢体出现随意运动,但分离运动不充分或存在异常运动模式的阶段。

(1)运动疗法

目的:继续诱导各部位随意、分离运动,抑制痉挛,提高站立和步行能力。

方法:建议将神经发育学疗法与肌力训练、有氧训练和运动再学习疗法(MRP)相结合。下列建议均具有循证医学较高证据水平支持和推荐强度。

①使用Bobath技术训练时间应达到60分钟/天。

②使用MRP技术可改善脑卒中患者短期的运动功能恢复。任务导向性训练对上下肢功能、肌力及步行能力的改善都有着重要意义。

③强制性运动疗法要求患者患肢有一定程度的自主活动(20°腕背伸和10°的伸指),对恢复期及后遗症期的患者效果较好。

④PNF技术可用于长期改善运动功能和提高生存质量。

⑤脑卒中后建议进行肌力训练,但前提需要对痉挛采用物理疗法或药物等加以控制。

⑥上肢功能训练应强调的是积极反复的训练程序。

⑦下肢功能训练和减重平板训练对患者的下肢肌力、步行能力的恢复极其重要,强烈推荐患者在急性期开始进行此方面的训练。

⑧脑卒中急性后期和恢复期患者应进行平衡训练。

⑨在恢复期及其以后阶段进行有氧训练有着重要的意义,可以增加日常生活活动的独立性、增加步行的速度、改善长时间体能活动的耐力、降低心血管疾病的危险因素。

⑩对有条件的医疗机构,建议开展机器人及计算机辅助的运动功能训练。

(2)作业治疗

①手工能练习:包括患手或双手持物、对指夹物、解结、持笔写字、拍掌、做各种手势、电脑游戏等练习。

②强制性使用运动训练:适用于患侧手腕能够主动背伸至少10°,除拇指外至少有其他两指背伸达到10°的患者。每天3～6小时,持续2～6周。

③使用ADL辅具练习:后期患手如功能恢复不满意,不能照常执行ADL任务,应鼓励使用ADL辅具,如方便穿脱鞋袜、开关电灯、持笔、持牙刷等,以提高日常生活自理能力。

(3)认知康复练习:对有记忆障碍、注意力障碍等问题的患者通过作业治疗师的个别辅导,或用电脑辅导,进行专门的认知训练。

(4)语言和吞咽功能康复:具体训练方法。对于失语症患者,强调要在发病前6个月尽可能进行强度较大的治疗(每周≥5小时)。

(5)心理治疗:对有抑郁、焦虑者进行心理及药物治疗,以改善心理状态,促进回归家庭和社会。

为促进患者更好的康复,要动员家人和社区对患者给予充分的心理-社会支持。

对否认疾病、不能配合治疗的患者及行为异常者,需要请心理或精神医师开出行为治疗和药物治疗处方。

(6)矫形器及辅具:对需要早期步行的患者,可酌情由矫形支具师装配相应的支具，如踝足矫形器（AFO）。对有肩关节半脱位者，可选用 Sydney 吊带。对有早期上肢屈肌痉挛者可使用气压夹板。适当使用 ADL 辅具辅助穿着衣物、清洁、整容、如厕、居家活动、家用电器使用等，可使用各种特制用具。

（7）药物治疗

目的：一是稳定所有的病情，创造可以逐步加强康复强度的身体条件；二是预防复发。

原则：康复期间，用药种类不宜太多，只用最必要的药，根据具体情况（如基础疾患、原发疾患、合并症、并发症）决定用药。

（8）针灸治疗：略。

（9）其他：住院时间方面，早期的综合医院的住院强化康复应短于 1 个月，以后可转入康复医院、社区医院继续住院康复治疗，或接受每周 2～5 次的社区康复和进行家庭康复。

4.随诊

（1）康复教育：在出院前及以后的随诊中都要向患者及其家属进行预防脑卒中复发的教育和指导，包括改善不良生活方式，养成良好合理的生活方式，控制基本病，以减少复发的危险因素，同时注意防止情绪波动、精神应激，注意日常生活安全保护等。

（2）环境改造：建议、指导对患者的家庭设施进行改造（如去除门槛、台阶、改造厕所、洗浴间、厨房等）。

（3）长期的康复性处理：康复机构的医生需要与社区康复工作人员沟通，并对他们进行观念和技术上的教育和培训。为患者回家和恢复社会的参与创造条件。为此，需对患者的活动和参与水平进行评定，并确认康复的有效性。较年轻的患者，经过职业康复咨询可恢复一些力所能及的职业工作。

第二节　脑外伤的康复

一、概述

创伤性颅脑损伤（TBI）简称脑外伤，其中的重型颅脑损伤占 18%～20%。脑外伤后的除肢体运动及言语等功能障碍外，最显著的特点是常见认知功能障碍且并发症严重、复杂。

二、康复评定

（一）Glasgow 昏迷量表

详见表 3-2。

表 3-2 Glasgow 昏迷量表

睁眼	运动	运动	记分
		遵嘱动作	6
	切题	针刺时有定位动作	5
自动睁眼	不切题	针刺时回缩躲避	4
呼之睁眼	答非所问	针刺时肢体屈曲	3
疼痛睁眼	难辨之声	针刺时肢体伸直	2
无睁眼	无发音	无反应	1

注：最高分为 15 分，最低分为 3 分，8 分以下为重度损伤预后差。

≤8 示有昏迷；≥9 示无昏迷；9～11 为中度损伤；≥12 为轻度损伤

（二）Glasgow 结局量表

Glasgow 结局量表（GOS）是急性脑外伤的研究中应用最多的结局量表。GOS 提供一种定量的、总体的描述结局的方法，见表 3-3。

表 3-3 Glasgow 结局量表

分级	分类	说明
1	死亡	死亡
2	植物状态	患者不能做出有意义的反应，可有睡眠/清醒周期，眼睛能睁开
3	严重残疾	清醒、残疾，日常生活需要照料
4	中度残疾	残疾但可独立生活；过去的某些活动（工作或社会生活）已不再可能
5	良好恢复	恢复正常生活，尽管有轻度缺陷

（三）残疾分级量表

残疾分级量表（DRS）是为脑外伤设计的特定量表，旨在评估“从昏迷到社会”的变化，包括 8 个项目 4 个大类：①唤醒、意识和反应力；②自理活动的认识能力；③对他人的依赖性；④社会心理适应力（表 3-4）。DRS 提出了残疾的定量指数，对发现和评估严重脑外伤后患者的临床变化较 GOS 更敏感，也可用于筛选最有可能由康复治疗获益者。

表 3-4 残疾分级量表(DRS)

项目	评分
Ⅰ.睁眼	
自发	0
对言语刺激	1
对疼痛刺激	2
无反应	3
Ⅱ.言语	
定向	0
错乱	1
不恰当	2
不可理解	3
无反应	4
Ⅲ.运动	
按命令	0
局部性	1
回撤性	2
屈曲性	3
伸展性	4
无反应	5
Ⅳ.进食、盥洗和修饰的认知能力(患者是否知道什么时候和怎样做)	
完好	0
部分完好	1
极少	2
无	3
Ⅴ.功能水平	
完全独立	0
在特定环境中独立	1
轻度不能自理(而要有限的帮助、帮助者不需住在患者家中)	2

续表

项目	评分
中度不能自理(需要中度的帮助,帮助者需住在患者家中)	3
重度不能自理(任何时间、所有主要活动均需帮助护理)	4
完全不能自理(24 小时均需护理)	5
Ⅵ.受雇能力	
不受限	0
可选择一些竞争性工作	1
可从事非竞争性的、在庇护工厂中的工作	2
不能受雇	3

三、康复治疗

(一)康复治疗的主要内容

1.运动障碍

颅脑外伤后的运动障碍是多种多样的,但常以高肌张力性为多见,现分述如下。

(1)异常姿势:常是一些原始的反射释放的结果,影响活动和护理,因此需用神经生理学疗法中的反射抑制性运动模式(RIP)处理(表 3-5)。

表 3-5 异常反射的表现和纠正

表现	反射	RIP
足严重屈曲、爪状趾、踝内翻	阳性支持反射	背屈趾,将足底的承重点转移回踵部,放入足托板,使足和趾保持背屈
头转向左或右	非对称性紧张性颈反射	使头和颈保持于中线
上肢屈肌严重痉挛,下肢伸肌严重痉挛	对称性紧张性颈反射	使头后伸加以克服
仰卧时严重的伸肌痉挛和下肢内收	紧张性迷路反射	尽量侧卧或仰卧时外展髋和屈膝
健侧用力时,病侧出现痉挛	联合反应	避免健侧过于用力和作抗阻活动

(2)偏瘫:出现偏瘫时,处理与脑卒中康复相同。

(3)隐性外周神经病变:在 TBI 中,隐性外周神经病变是常见的,特别是在有骨折的肢体。因此,对伴有肌萎缩的局部无力应进行 EMG 检查,通过外科治疗有些情况恢复是极好的。

(4)锥体外系症状及共济失调:患者的运动能力需经过康复医师、物理治疗师和作业治疗师的评估。主动性关节活动度训练和渐进抗阻训练可以应用。治疗是困难的,负重步行和手腕的护腕可有适度的好处。

2.并发症的防控

(1)颅内血肿:康复科医师主要针对的是亚急性和慢性颅内血肿,尤其是慢性硬脑膜外血肿、慢性硬脑膜下血肿临床较为常见。出现上述情况需请神经外科协助治疗。

(2)外伤后癫痫:有自然痊愈趋势,大约有 50%的外伤后癫痫在 3～5 年内发作频率进行性减少或趋于消失,但其过程相当缓慢,部分患者处于不稳定状态,因此外伤后癫痫应给予积极的内外科治疗。除少数需要手术治疗外,一般均采用内科疗法。首先确定癫痫的类型,结合脑电图,选用适当的抗癫痫药。用药原则如下。

①先用常用的药物,用一种并足够剂量开始,无效时逐渐加量,再无效时可联合用药;

②服药时间应根据发作时间而定;

③药物治疗应连续,否则无效;更换增减均应逐渐进行,如果突然停药常可导致严重的癫痫发作;

④服药期间应检测是否达到有效血药浓度,并定期检查血象、肝功,如有过敏或中毒症状,应及时停药或换药。

一般服用抗癫痫药物至少 2 年,完全控制后仍应再服 2 年,而后逐渐减量,直至停药。外伤后癫痫很容易用药物控制,血药浓度监测可进一步提高疗效。充分的药物治疗可使 60%～80%的患者获得较好的治疗效果。

(3)外伤性脑梗死:外伤性脑梗死指颅脑外伤患者在颅脑外伤后出现的脑缺血和脑梗死表现,可发生于所有年龄组,但多见于儿童组患者。灶状梗死以常规内科治疗为主。近年来,对颅脑外伤患者早期(伤后 12 小时以内)应用尼莫地平治疗,可有效地预防外伤性脑梗死,明显降低其缺血性神经损伤和死亡率。

(4)颅脑损伤后慢性脑积水

①表现:脑积水一旦出现,即可说明脑脊液循环通路存在梗阻。头颅 CT 和 MRI 是目前公认的诊断脑积水的可靠手段。两侧侧脑室前脚尖端之间的最大距离大于 45mm;两侧尾状核内缘之间的距离大于 25mm;第三脑室宽度大于 6mm;第四脑室宽度大于 20mm 为异常。脑积水所致的脑室扩大为进行性增大,以侧脑

室角部(尤其是颞角和额角)和第三脑室较明显,侧脑室枕角扩大出现较晚,但一旦出现其诊断意义更大。严重的脑积水可导致脑室旁白质渗出水肿,MRI 显示脑室旁白质水肿较 CT 更清楚。

②治疗:患者诊断为脑积水后应立即与神经外科联系,行脑室-腹腔分流术治疗,术后一周至两周,如果患者临床症状基本稳定,即可开展积极的康复治疗。

脑室-腹腔分流管的堵塞率可高达 28%～58%,尤其是长期卧床的患者,故须监测脑室-腹腔分流管的分流情况。分流管超声相对方便、安全、无创、可重复性高,病变早期即可发现。因此术后每月分流管超声,动态监测分流管的引流情况;术后每 2 至 3 个月复查 CT 或 MRI,保留明确的影像学资料,如发现脑室有扩大,要增加复查次数;如果以上两种情况发现异常,应及时做脑室分流管造影,以确定诊断。

(二)分期康复治疗

1.重症监护阶段

此阶段康复目标:预防并发症,如挛缩、压疮、异位骨化以及肠道和膀胱问题。

2.急性期

此阶段患者可有多种医疗和身体问题及表现混乱、躁动。应该为患者提供全面的跨学科的康复服务。这个阶段常持续数周到数月。

康复目标如下。

(1)医疗上的稳定和恢复知觉。

(2)使患者重新获得一定的身体活动能力、日常生活活动能力、较好的日常事件回忆,改进交流技能,增加对所处环境的了解。

3.亚急性期

主要针对持续植物状态或恢复缓慢的患者。应为他们提供一个花费少的康复计划。

亚急性期治疗目标:为了使患者改善到某个水平,这个水平急性期康复也可能适用。如果患者达到稳定状态,可以为患者与家庭准备一个长期照料计划。

4.院外康复阶段

当脑外伤患者已经掌握基本技能,并显示有学习和与他人适当交往的能力时,可考虑选择社区治疗。脑外伤患者生活在一个受监护的集体家庭环境中,并给予指导,逐渐提高独立生活所需要的技巧(如烹调、清洁、财务管理、社区移动、找工作)。6～12 个月后,有条件的脑外伤成人可准备渐渐自己独立生活。社区回归的最后阶段是重返工作。这需要提供详细就业评估,工作调整训练,职业训练,及在社区安排工作。

第三节　帕金森病及其他运动障碍的康复

一、概述

帕金森病(PD)是发生在中老年人锥体外系的进行性变性疾病，主要病变部位是中脑黑质，尤其是致密部多巴胺能神经元的变性。

(一)诊断标准

(1)中老年发病，缓慢进行性病程。

(2)四项主征(静止性震颤、肌强直、运动迟缓、姿势步态障碍)中至少具备两项，前两项至少具备其中之一；症状不对称。

(3)左旋多巴治疗有效。

(4)无眼外肌麻痹、小脑体征、直立性低血压、锥体系损害和肌萎缩等。

(二)主要障碍

1.震颤

静止性震颤是其特征，典型震颤是“搓丸样”动作，远端较近端重，震颤节律为4～6Hz。

2.肌强直

同时发生于肢体肌群和躯干肌群，伸肌和屈肌均可累及，呈“铅管样强直”；如同时有震颤。可呈“齿轮样强直”。累及面部表情肌，呈特有的“面具脸”。舌肌和咽喉肌强直引起声音低沉，说话缓慢，音调平直，缺乏抑扬顿挫，咀嚼及吞咽动作缓慢，唾液不易咽下，大量流涎。

3.动作、姿势反应异常

主动运动减少，手指精细动作差，扣纽扣、穿衣困难，字越写越小，称“小写征”。步行起步困难，不能迅速跨步前行，尤其从椅子上突然站立来或开门入室，出现粘着不动现象，称“冻结足”；步幅小，呈小碎步向前，越走越快，难以立即停止及拐弯，称为“慌张步态”。由于肌强直、运动减慢，姿势反应异常，呈特有姿势：头前倾，躯干向前，上臂内收，肘关节屈曲，指关节伸展，拇指和小指轻度对掌，髋、膝关节微弯曲。

4.异动症

轻者为无意识的舞蹈动作或口、手、足、肩等部位的徐动样运动。严重者剧烈的辗转不安导致患者不能坐立。异动症是引起患者窘迫和残疾的重要原因。

5.精神障碍

常表现为抑郁、幻觉、认知障碍和痴呆表现。

6.语言障碍　表现为音量降低，语调衰减，单音调，音质变化，语速快，难以控制的重复，模糊发音等。

7.吞咽困难

咽喉肌肉运动障碍导致吞咽障碍，表现为不能很快吞咽，进食速度减慢，食物在口腔和咽喉部堆积，进食过快会引起噎塞和呛咳。

8.膀胱障碍

常见尿频、尿急、尿流不畅等。

9.自主神经症状

多汗、皮脂腺分泌多、便秘、体位性低血压等。

二、临床评估及康复评定

运动障碍评估

(1)Hoehn-Yahr 分级

Ⅰ期：单侧身体受影响，功能减退很小或没有减退。

Ⅱ期：身体双侧或中线受影响，但没有平衡功能障碍。

Ⅲ期：受损害的第一个症状是直立位反射，当转动身体时出现明显的站立不稳或当患者于两脚并立，身体被推动时不能保持平衡。功能方面，患者的活动稍受影响，有某些工作能力的损害，但患者能完全过独立生活。

Ⅳ期：严重的无活动能力，但患者仍可自己走路和站立。

Ⅴ期：除非得到帮助只能卧床或坐轮椅。

(2)异动症评分

①清醒状态下出现异动症的时间百分比(A)

0：无。

1：10％～25％。

2：26％～50％。

3：51％～75％。

4：76％～100％。

②异动症的严重程度评分(B)

0：轻微可见，不影响生活。

1：轻度影响生活。

2：中度残疾。

3：重度残疾。

总计分＝A＋B

三、康复治疗

1.药物治疗

（1）抗胆碱药。

（2）多巴胺替代治疗。

（3）合成性多巴胺受体激动剂。

（4）其他药物。

2.运动治疗

（1）松弛和呼吸训练：深而缓慢呼吸，吸气时腹部鼓起，呼气时放松；经鼻吸气，用口呼气，全身放松。连续练习5～15分钟。

（2）姿势矫正训练：两手持棒上举，挺胸伸腰，头仰起，维持2～5秒，两手放下，身体放松。

（3）面部动作训练：皱眉、睁闭眼、鼓腮、露齿，吹口哨、微笑、大笑、噘嘴等。

（4）头颈部练习：头后仰、左右旋转、头侧弯、下颌前伸训练等。

（5）躯干练习：背部伸展体操、背部旋转体操、腰椎屈曲体操、腰椎旋转体操、躯干侧屈体操。

（6）上肢练习：上举运动、两上肢外展运动、两上肢左右交替屈伸、交替拍打对侧肩部等。

（7）肩部练习：单肩上耸、双肩上举、双肩向后运动。

（8）手部活动练习：交替握拳松拳、对指体操、分指体操、屈曲体操。

（9）步态训练：加快速度、加大步伐、步伐基底宽度及起动训练；增加躯干运动与上肢摆动相互交替；提高跟-足趾步态模式及重心移动；指定调节行走的程序；练习高跨步等训练。

（10）平衡运动训练：坐位和站位缓慢重心转移训练，鼓励患者在力所能及情况下增加活动速度。

（11）日常生活功能训练：穿脱衣、进食、移动等。

3.语言练习

(1)音量锻炼

1)感知呼吸动作:双手放在腹部,缓慢吸气和呼气,感觉腹部运动,反复进行。

2)吸气然后呼气,呼气时持续发元音,持续10～15秒。

3)数字、字和短语训练。

(2)清晰发音训练。

第四节 周围神经疾患和损伤的康复

一、概述

周围神经的损害病因包括:外伤、炎症、中毒、缺血、营养缺乏及代谢障碍等。周围神经损害的病理损害主要有四种:瓦勒变性、轴突变性、神经元变性和节段性脱髓鞘。无论哪种原因造成的周围神经损害,只要神经细胞胞体完整,其神经纤维都有一定的再生能力。

常见的周围神经损害有:三叉神经痛、特发性面神经炎、多发性神经炎(末梢神经炎)、急性感染性多发性神经根神经炎、臂丛神经损伤、尺神经损伤、桡神经损伤、正中神经损伤、胫神经损伤、腓总神经损伤、股外侧皮神经炎、坐骨神经痛、肋间神经痛等。诊断要点如下。

(一)临床表现

周围神经病损害的临床表现主要有以下几点。

1.感觉障碍

局部麻木、灼痛、刺痛、感觉过敏、实体感缺失等,感觉障碍的分布呈手套或袜套式。

2.运动障碍

弛缓性瘫痪、肌张力降低、肌肉萎缩等。

3.自主神经功能障碍

局部皮肤光润、发红或发绀、无汗、少汗或多汗、指(趾)甲粗糙脆裂等。

4.反射障碍

腱反射减弱或消失等。此外,还应注意有无全身性疾病的线索,包括皮疹、皮肤溃疡、雷诺现象、体重减轻、发热、淋巴结肿大与肿块等。

（二）辅助检查

1.实验室检查

包括血常规、尿常规、生化全项、血糖测定、甲状腺功能以及免疫功能等，以助了解引起的周围神经病变的原因。肌肉活检可提供特异性诊断（如多动脉炎等）依据。

2.神经电生理检查

肌电图与神经传导速度测定有助于证实周围神经病变，确定具体受损的神经，判断受损纤维的主要类型（感觉或运动），以及病理性质是属于轴索病变或脱髓鞘病变等。

二、康复评定

根据受损神经的功能及患者临床表现进行康复评定。

三、康复治疗

周围神经损害的治疗和预后主要取决于病因。尽管周围神经损害可能对某种特定的治疗有效，但患者常常因为存在一定的后遗功能损害而需要进行康复治疗。

1.肌无力

即使是急性周围神经病早期，通过恰当的肢位将重力影响减到最低可以实现主动的肢体运动；被动的肢体运动可以防止肢体挛缩。上肢无力可以通过使用功能性夹板而得到一定程度的恢复。被动的踝背屈可以矫正步态并防止跌倒。等长运动和等张运动可以提高肌病和脊髓灰质炎后患者的肌力和耐力；但该运动用于周围神经病患者则证据不足。为了避免发生"过用"，需要强调的是训练可以促进功能恢复、减少残疾，但疾病内在的恢复速率并不会受到影响。有实验证据显示：对失神经支配的肌肉进行电刺激可以延缓动物的肌萎缩，在人身上尚未得到证明。对于存在永久性肌无力的患者，对于环境的改造如斜坡、起重设备、特殊器具和拐杖或轮椅等代步工具，可以减少残疾并使患者保持相对的独立。另外，重度损害患者家庭安装尖端电子设备的情况也日益增多。

2.感觉丧失

感觉丧失可以增加发生皮肤创伤、溃疡和神经性关节病的危险。应让患者意识到必须定期检查感觉异常区；对残疾患者选择适当的鞋、进行足科治疗是有价值的。感觉性共济失调常常不恰当地归因于小脑功能障碍或者是肌无力；在康复方面，应强调使用视觉提示。

3.疼痛

某些患者因为异常步态和姿势，可以导致继发性肌肉骨骼疼痛，多数患者预后良好。可能需要非甾体抗炎药、局部温热、物理治疗、矫形器以及代步工具等。神经痛的治疗效果通常较差。

4.其他

急性或进展性躯体损害、神经痛和残疾可以导致患者出现抑郁状态，如果未能及时识别的话，将明显加重残疾，并且阻碍康复进程。严重的周围神经损害并发症包括：压疮、脊柱侧凸以及挛缩等，需要外科治疗。对于有些患者，关节固定术可以使不稳定的关节变得稳固，并促进功能恢复。

四、常见周围神经疾患、损伤的康复

（一）特发性面神经炎

特发性面神经炎，又称贝尔麻痹，是面神经非化脓性炎症致周围性面神经麻痹，多为单侧，病因尚不清楚，部分患者因受凉或病毒感染后发病。

1.诊断要点

（1）症状：可见于任何年龄，无性别差异。通常急性起病，一侧面部表情肌突然瘫痪，可于数小进内达到高峰。有的患者病前1～3天患侧外耳道耳后乳突区疼痛，常于清晨洗漱时发现或被他人发现口角歪斜。

（2）体征：检查可见同侧额纹消失，不能皱眉，因眼轮匝肌瘫痪，眼裂增大，做闭眼动作时，眼睑不能闭合或闭合不全，而眼球则向外上方转动并露出白色巩膜，称Bell现象。下眼睑外翻，泪液不易流入鼻泪管而溢出眼外。患侧鼻唇沟变浅，口角下垂，示齿时口角被牵向健侧。不能做噘嘴和吹口哨动作，鼓腮时患侧口角漏气，进食及漱口时汤水从患侧口角漏出。由于颊肌瘫痪，食物常滞留于齿颊之间。

若病变累及鼓索神经，除上述症状外，尚可有同侧舌前2/3味觉减退或消失。蹬骨肌支以上部位受累时，因蹬骨肌瘫痪，同时还可出现同侧听觉过敏。膝状神经节受累时除面瘫、味觉障碍和听觉过敏外，还有同侧唾液、泪腺分泌障碍，耳内及耳后疼痛，外耳道及耳郭部位带状疱疹，称膝状神经节综合征。

2.功能评定

（1）患侧功能状况分为6级

Ⅰ级：正常，没有任何功能障碍。

Ⅱ级：轻度功能障碍，患侧面肌轻度无力，有轻微的联合运动。

Ⅲ级：中度功能障碍，面部两侧有明显差异，患侧额肌运动轻微受限，用力可闭眼,但两侧明显不对称。

Ⅳ级:较严重功能障碍,患侧明显肌无力,不能完全闭眼,用力时口角有不对称运动。

Ⅴ级:严重功能障碍,静息时出现口角歪斜,面部两侧不对称,眼睛不能闭合,鼻唇沟浅或消失,额无运动,口角有轻微的运动。

Ⅵ级:完全麻痹,患侧肌力消失,不对称,无运动。

(2)患侧肌力检查

0级:患侧面肌肌力为正常肌力的0。(一般选颧肌,检查者令患者努力闭患眼,检查者用右手拇指放在患者眼外眦下方的颧弓上,感觉肌肉收缩的程度,无肌肉收缩的感觉为0级)

1级:患侧面肌肌力为正常肌力的10%。患侧肌肉主动运动仅见肌肉微动。

2级:患侧面肌肌力为正常肌力的25%,患侧肌肉做各种动作时虽有困难,但主动运动时肌肉有少许动作。

3级:患侧面肌肌力为正常肌力的50%,患侧肌肉能做自主运动,但比健侧差。

4级:患侧面肌肌力为正常肌力的75%,患侧肌肉做各种自主动作,与健侧相差不多。

5级:相当正常肌力的100%。各种运动与健侧一致。

(3)电生理学检查

①强度-时间曲线:一般多用于患病14天后,可评定神经变性程度及判定预后。强度-时间曲线为正常神经支配曲线,时值<1ms,估计1～3个月面肌功能可以恢复正常;强度-时间曲线为部分失神经支配,时值1～10ms,大约3～6个月面肌功能可以恢复;强度-时间曲线为完全失神经支配,时值>10ms,面肌功能需1年或更长时间恢复。

②传导速度试验:其正常潜伏期平均值是2～5ms。如神经病变为传导阻滞,则潜伏期仍在正常范围之内(<4ms);若为部分神经变性,则潜伏期明显延长,但神经兴奋性并不消失;若神经已全部变性,则示波器所示的肌肉反应将于2～3天开始减弱,5～6天全部消失,测验时必须两侧对比。

3.康复治疗

根据病程长短和病情轻重选用不同的方法。

(1)急性期:控制炎症、水肿,改善局部血液循环,减轻神经受压。应注意物理治疗不宜用强刺激如针刺,可用以下治疗方法。

①温热疗法红外线照射面部和乳突部。

②磁疗旋磁或电磁疗法。

③高频电疗超短波或微波，无热量或微热量辐射乳突和面部。

④激光 He-Ne 激光或半导体激光照射面神经行经、面部穴位。

⑤直流电药物离子导入。

(2)恢复期

①物理治疗：如温热疗法、高频电疗、中频电、神经肌肉电刺激疗法(NES)、离子导入(导入碘、神经营养因子等药物)、激光。

②肌力增强训练：坐在镜前进行患侧表情肌训练。无力的肌肉可用手指帮助练习，肌力达 2～3 级时就做主动练习，肌力 4 级就可用手指施加阻力。每次每个肌肉收缩 2 秒，连续 5 次。

③按摩。

④辅助器具：若眼睛不能闭合，在睡眠、红外线治疗时或遇强风时应戴眼罩。

⑤面肌挛缩者可做镁离子导入，痉挛肌肉运动点阻滞疗法和肉毒素注射等。

(二)臂丛神经损伤

1.概述

臂丛神经由 T_5～T_8 和胸 1 神经根及其发出的分支组成。分为根、干、股、束、支五部分，终末形成腋、肌皮、桡、正中、尺神经。T_5～T_6 组成上干，T_7 组成中干，颈$_8$ 胸$_1$ 组成下干。每干又分为前后两支，上干与中干前支组成外侧束，下干前支组成内侧束，三个干的后支组成后侧束。外侧束分出胸前外侧神经，支配胸大肌锁骨部；其终末支为肌皮神经及正中神经外侧头。内侧束在起始部分出胸前内侧神经，支配胸大肌胸肋部；其终末支为尺神经及正中神经内侧头。后侧束分出胸背神经及肩胛下神经，前者支配背阔肌及小圆肌，后者支配大圆肌及肩胛下肌；其终末支为桡神经及腋神经。

臂丛损伤原因有上肢的过度牵拉、锁骨和第一肋骨骨折、肩关节脱位、锁骨上窝外伤、刀刺伤、颈部手术等，均可引起臂丛神经的全部或部分损伤。医源性损伤(产伤、手术伤、药物性损伤)、火器伤、放射性损伤等。

2.诊断要点

(1)病史：有相应的外伤史。

(2)症状、体征：根据损伤的部位可有不同的表现。

①臂丛神经上干损伤(T_5～T_7)：包括腋神经、肌皮神经、肩胛上下神经、肩胛背神经、胸长神经麻痹，桡神经和正中神经部分麻痹。常为肩部被撞伤所致。主要表现为肩关节不能外展和上举；肌皮神经麻痹，肘不能屈曲而能伸，屈腕力减弱，上

肢伸面感觉大部分缺失。三角肌和肱二头肌萎缩明显，前臂旋前亦有障碍，手指活动尚正常。

②臂丛神经下干损伤($T_8 \sim C_1$)：包括前臂及臂内侧皮神经、尺神经麻痹，正中神经和桡神经部分麻痹。常为上肢牵拉伤所致。表现为手功能丧失或严重障碍，肩肘腕关节活动尚好。常出现患侧 Horner 征。检查时，可见手内在肌全部萎缩，尤以骨间肌为甚，有爪形手、扁平手畸形。拇指、手指不能屈曲，拇指不能对掌；小指处于外展位，手指不能内收和外展。前臂及手尺侧感觉缺失。

③全臂丛神经损伤：全臂丛损伤的后果严重，在损伤早期，整个上肢呈弛缓性麻痹，各关节不能主动运动。由于斜方肌功能存在，有耸肩运动。上肢感觉除了臂内侧尚有部分区域存在外，其余全部丧失。上肢腱反射全部消失。肢体远端肿胀，并出现 Horner 综合征。

④后期表现：失神经肌肉萎缩、关节僵硬、畸形。

⑤腱反射：减弱或消失。

3.康复评定

(1)康复评定可按以下步骤进行

①首先确定有无臂丛损伤。

②进一步区分根、干、束、支的损伤。

③对根部损伤再区分节前节后损伤，因为节前损伤表明预后不良，无自发恢复的可能。若胸-肩胛肌肉(斜方肌)萎缩、耸肩受阻，提示上干节前损伤。若出现 Horner 征，提示下干节前损伤。肌电图和体感诱发电位有利于节前节后损伤的鉴别。

④确定损伤的范围和程度。

(2)功能状况评定

①肌力评定：采用徒手肌力评定，也可采用仪器测量。

②感觉评定：需测查浅感觉：包括痛觉、温度觉、触觉；深感觉：包括运动觉、位置觉、震动觉；复合感觉：包括两点分辨觉、实体觉等。

③疼痛评定：通常采用目测类比法、疼痛问卷、压力测痛等方法评定。

④患肢周径测量和关节活动度评定。

⑤手功能：包括抓、捏、握等。

(3)特殊检查：电生理检查包括电诊断、肌电图、神经传导速度等对神经损伤的范围、部位、性质与程度有重要价值。神经损伤一般于 3 周后显著变性，此时肌电图检查，可以发现去神经纤颤电位。所以肌电图检查应在损伤 3 周进行，隔 3 个月复查,观察有无神经功能复原。

4.预后

只有少数不完全损伤患者在3个月内获得满意恢复,一般在1～2年内不断有进步。臂丛上部损伤时,因手的功能尚好,故治疗恢复的效果较好。臂丛下部损伤时,手的功能受累较重,恢复较差。少数患者患肢功能无恢复,并有上肢严重烧灼样疼痛,最后只有截肢。臂丛完全损伤恢复不佳。

5.康复治疗

由于臂丛神经的组成复杂、分支多、行程长,损伤后的功能障碍严重,康复治疗是一项长期而艰苦的工作。

(1)损伤部位消炎消肿,促进神经再生可采用脉冲高频电(短波、超短波、微波)、红外线、激光照射、低中频电疗、磁疗等物理治疗;神经营养因子、维生素、改善微循环等药物治疗。

(2)止痛治疗:可采用TENS、干扰电疗、电针、超声波、半导体激光等治疗,臂丛神经封闭、颈交感神经节封闭也可选用。对某些顽固性疼痛需行脊髓电刺激疗法或手术治疗。

(3)康复宣教:使患者明确必须通过自身努力才能避免或减轻永久残疾的理念。应教授患者如何进行自我训练计划和如何保持被动活动的范围。指导患者照顾自己的肢体,以避免意外伤害和失用的发生。麻痹的肢体对冷刺激非常敏感,患者应当让患肢保暖;由于皮肤感觉异常,皮肤暴露在热刺激下不会感觉疼痛,故应注意避免发生烧伤、烫伤。

(4)感觉重建:对感觉丧失尤其是手的感觉丧失,需进行感觉重建训练,如有感觉过敏,则应进行脱敏治疗。二者方法相似,可采用不同形状、不同材料的各种物体让患者触摸,体会不同的感觉,逐渐恢复分辨能力。

(5)增强肌力:肌腱或肌肉转移术和神经修复术后6周绷带去除后,应进行一定强度的运动治疗。未累及的肌肉和正在恢复的肌肉都应进行锻炼,训练方式尽量采用主动运动。运动治疗师应尽量避免再次发生骨折和关节脱位。

一旦运动功能开始恢复,被动运动应当让位于主动运动。早期,重力助力运动和在水池中锻炼是最好的。在热水中浸泡有助于肌无力的改善;后期水通常作为阻力。早期,神经肌肉本体感觉易化技术(PNF)用处较大。肱二头肌无力可以通过外展、屈曲和旋后联合运动而得到改善。肌力在3级以下时,可用神经肌肉电刺激治疗瘫痪的肌肉,被动活动、主动助力运动减慢肌肉萎缩,增加肌力。肌力达3级以上时,应进行抗阻练习。如患肢功能不能恢复,应训练健肢代偿。

(6)防治软组织挛缩和关节僵硬：按摩患肢各肌群，被动活动各关节；超声波、温热治疗、中频电疗等疗法松解粘连；使用矫形器预防或矫正畸形。如已经发生了挛缩，应在上述理疗发法的配合下进行关节松动术及被动牵拉等治疗。根据损伤类型，具体干预方法如下。

①臂丛上干损伤，预防肩内收、内旋及拇指内收挛缩，采用外展支架保护患肢。

②对臂丛下干损伤，预防伸腕挛缩。用腕手夹板使腕关节保持在功能位。

③全臂丛型损伤，进行肩部上举、内收、外展运动锻炼。

(7)治疗肢体肿胀：可采用肩吊带、三角巾悬吊患肢，主动、被动活动，按摩，顺序充气循环治疗，低中频电疗、高频透热、磁疗等，注意悬吊时间不能太长，否则因上肢缺少活动而加重水肿，每天应多次取下悬吊带进行运动。对腋部瘢痕挛缩可用音频电疗、超声波、热疗，或手术切除。

(8)作业治疗和职业治疗：根据患者上肢及手功能情况，有针对性地安排作业任务。神经完全损伤，患侧上肢或手功能无法恢复者，应训练健侧手完成日常生活活动动作。

(9)心理治疗：心理疏导，鼓励患者树立信心，坚持训练，战胜伤病。

第四章　骨关节病损的康复

第一节　颈椎病的康复

一、概述

颈椎病是颈椎椎间盘退行性改变及其继发病理改变累及其周围组织结构(神经根、脊髓、椎动脉、交感神经等),出现相应临床表现的疾病。仅有颈椎的退行性改变而无临床表现者则称为颈椎退行性改变。

颈椎病是一种常见病和多发病,我国颈椎病患者高达5000万,每年新增颈椎病患者大约100万,发病率为3.8%～17.6%,中老年龄段高发,从事伏案工作者发病率最高,性别间无差异。随着现今社会工作方式的改变,办公室工作人员或长期低头工作者更容易发生颈部劳损。由于电脑的普及,颈椎病的发生呈现年轻化趋势,因此康复治疗显得尤为重要。

根据受累组织和结构的不同,颈椎病分为:颈型(又称软组织型)、神经根型、脊髓型、交感型、椎动脉型、其他型(目前主要指食管压迫型)。如果两种以上类型同时存在,称为“混合型”。

二、康复目标

颈椎病社区康复的目标是减轻或消除使神经、血管受压或刺激的因素,解除肌肉痉挛,消除炎性水肿,改善局部血液循环和颈椎曲度及其稳定性,以消除症状和体征,增强颈部肌肉力量,保持颈椎屈伸、旋转功能;尽量恢复正常生理功能和工作能力,防止复发。

三、康复评定

针对颈椎病患者的社区康复,首先应对患者进行全面和充分的评定,以了解他们目前的状态和需求。颈椎病患者的评定通常应包括:一般情况(年龄、性别、失能的部位、病程、受教育的程度、经济状况、医疗保障等)评定、患者失能状况的评定、心理及社会评定、患者的康复预后评定。

(一)一般情况的评定

可采用社区残疾人调查表。

(二)全身状况的评定

如:年龄、体质、全身状况、并发症及主要脏器功能状况等。

(三)功能状况的评定

1.颈椎关节活动度评定

主要用于神经根型患者。用量角器分别测量前屈后伸、左右侧屈、左右旋转三维六个方向的活动角度。颈椎前屈:正常值0°～60°;颈椎后伸:正常值0°～50°;颈椎左右旋转:正常值0°～70°;颈椎左右侧屈:正常值0°～50°。

2.颈部肌力评定

以徒手肌力评定的方法对易受累的肌肉进行肌力评定,正常值为5级。检查提及的主要易受累肌肉的标准徒手肌力检查的体位和方法进行。

3.颈椎病脊髓功能状态评定法(40分法)

1995年我国第二届颈椎病专题座谈会拟定了"颈椎病脊髓功能状态评定(40分法)",从生活自理能力方面对脊髓型颈椎病患者进行评定,如表4-1。

表4-1　颈椎病脊髓功能状态评定法(40分法)

项目	评分	功能状态
Ⅰ上肢功能	0	无使用功能
(左右分别评定,每侧8分,共16分)	2	勉强握食品进餐,不能系扣、写字
	4	能持勺进餐,勉强系扣,写字扭曲
	6	能持筷进餐,能系扣,但不灵活
	8	基本正常
Ⅱ下肢功能	0	不能端坐及站立
(左右不分,共12分)	2	能端坐,但不能站立
	4	能站立,但不能行走
	6	拄双拐或需人费力搀扶,勉强行走
	8	拄单拐或扶梯上下行走
	10	能独立行走,跛行步态

续表

项目	评分	功能状态
	12	基本正常
Ⅲ括约肌功能(共6分)	0	尿潴留或大小便失禁
	3	大小便困难或其他障碍
	6	基本正常
Ⅳ四肢感觉	0	有麻、木、痛、紧、沉等异常感减退
(上下肢分别评定,共4分)	2	基本正常
Ⅴ束带感觉	0	有紧束感觉
(指躯干部,共2分)	2	基本正常

4.疼痛评定

方法有:①视觉模拟评分法(VAS);②数字疼痛评分法;③口述分级评分法;④麦吉尔(McGill)疼痛调查表。

(四)心理及社会评定

如患者的个性、爱好、精神状态、经济条件、医疗保障、家庭及社区环境、个人的意愿、家庭支持度等。

(五)康复预后的评定

颈椎病的康复预后与其病理改变及诊断、康复治疗是否及时、正确有密切关系,多数颈椎病患者预后良好,只有少数患者需要手术治疗。

颈型颈椎病预后较好,虽有反复发作之忧,但对脑力和体力不会造成严重损害。但如继续增加颈部负荷,尤其颈部常有不良工作姿势和睡枕高度不合适,则有可能使病程延长或进一步发展。

神经根型颈椎病预后不一,其中以麻木为主要症状者预后良好,以萎缩为主要症状者较差,以神经根疼痛为主要症状者介于两者之间。神经根型颈椎病由于单纯颈椎不稳,或颈间盘髓核突出所引起者及早治疗,预后尚好,且一般经保守治疗后多可治愈;但病程较长,神经根已形成粘连者或骨质广泛增生者预后较差。

椎动脉型颈椎病多发生于中年以后,对脑力的影响较严重,对体力无明显影响,若及时治疗,大多可通过非手术治疗而痊愈,预后较好;症状较重适于手术者经手术治疗后效果亦满意。仅有极少数椎动脉型颈椎病患者,可因椎-基底动脉系统供血不足形成偏瘫、交叉瘫,甚至四肢瘫,预后比较差。

脊髓型颈椎病主要引起锥体束症状,表现为四肢瘫痪,如治疗不及时,由于脊髓长期受压继发变性改变者多预后不佳。

四、康复治疗

（一）颈椎病社区康复训练计划的制订

1.普及颈椎病健康教育，进行日常生活活动指导，消除诱因。

2.培训患者及家庭成员简单的颈椎病康复保健知识。

3.根据颈椎病患者的临床分型、全身状况及功能评定，制订个性化的社区康复训练计划。以经济实用、方便简单、家庭成员配合为原则。

（1）急性期：强调休息与制动。

（2）缓解期：根据临床分型以及个体对不同康复治疗方法的敏感性和治疗的有效性，选择牵引、推拿、关节松动术、理疗、运动疗法等适合患者康复的综合治疗方法。

1）颈型颈椎病的社区康复训练计划：以非手术方法治疗为主。牵引、按摩、理疗、针灸均可。理疗常用超短波、中频或低频电刺激、直流电离子导入疗法等。

2）神经根型颈椎病的社区康复训练计划：仍以非手术治疗为主。牵引有明显的疗效，药物治疗也较明显。推拿治疗切忌操作粗暴而引起意外。

3）脊髓型颈椎病的社区康复训练计划：先试行非手术疗法，如无明显疗效应尽早手术治疗。该类型较重者禁用牵引治疗，特别是大重量牵引，手法治疗多视为禁忌证。

4）椎动脉型颈椎病的社区康复训练计划：以非手术治疗为主。90％的病例均可获得满意疗效。具有以下情况者可考虑手术：有明显的颈性眩晕或猝倒发作；经非手术治疗无效者；经动脉造影证实者。

5）混合型颈椎病的社区康复训练计划：混合型颈椎病临床表现复杂，但常以某种类型为主要表现，除比较严重的脊髓受压的情况外，其他表现应以非手术治疗为主。

（二）治疗方法

1.休息

病情严重者宜卧床休息。其作用在于能使颈部肌肉放松，减轻由于肌肉痉挛和头部重量对椎间盘的压力，减少颈部活动，有利于消退组织的充血水肿，特别有利于突出的椎间盘消肿。但卧床时间不宜过久，卧床时枕头的使用要适当。

2.颈围制动

急性发作或病情进行性发展，不能完全卧床休息的患者，宜颈围制动以限制颈部的过度活动，适用于各型颈椎病急性发作期。可制动和保护颈椎，增强支撑作用，减轻椎间隙压力，穿戴时间不宜过久，长期应用可以引起颈背部肌肉萎缩，关节僵硬。

3.药物治疗

目前还没有治疗颈椎病的特效药物。一些药物的治疗属于对症治疗，可以使疼痛减轻，症状缓解，而不能从根本上解除病因。这些药物大致有：非甾体类消炎药、肌肉松弛药、扩张血管的药物、神经营养药、中药等。

4.物理因子治疗

物理因子治疗的主要作用是扩张血管、改善局部血液循环，解除肌肉和血管的痉挛，消除神经根、脊髓及其周围软组织的炎症、水肿，减轻粘连，调节自主神经功能，促进神经和肌肉功能恢复。常用的物理因子治疗举例如下。

（1）高频电疗法：常用的有短波、超短波及微波疗法，通过其深部透热作用，改善脊髓、神经根、椎动脉等组织的血液循环，促进功能恢复。超短波及短波治疗时，颈后单极或颈后、患侧前臂斜对置，微热量，每次 15 分钟，每日 1 次，10～15 次为一疗程。

（2）低频调制中频电疗法：电极可并置于颈后，或斜对置于颈后及患侧上肢。根据不同病情选择相应处方，如止痛处方、调节神经功能处方、促进血液循环处方，20 分钟/次，每日 1 次，10～15 次为一个疗程。

（3）超声波疗法：作用于颈后及肩背部，常用接触移动法，0.8～1.0W/cm^2，每次治疗 8～10 分钟，每日 1 次，10～15 次为一个疗程。可加用药物透入。

（4）超声电导靶向透皮给药治疗：采用超声电导仪及超声电导凝胶贴片，透入药物选择 2%利多卡因注射液。将贴片先固定在仪器的治疗发射头内，取配制好的利多卡因注射液 1ml 分别加入到两个耦合凝胶片上，再将贴片连同治疗发射头一起固定到患者颈前。治疗参数选择电导强度 6，超声强度 4，频率 3，治疗时间 30 分钟，每天 1 次，10 天为一疗程。用于治疗椎动脉型和交感神经型颈椎病。

（5）磁疗：常用脉冲电磁疗，磁圈放置于颈部和（或）患侧上肢，20 分钟/次，每日 1 次，10～15 次为一个疗程。

（6）红外线照射疗法：红外线灯于颈后照射，照射距离 30～40cm，温热量，20～30 分钟/次，每日 1 次，10～15 次为一个疗程。

（7）其他疗法：如电兴奋疗法、音频电疗法、干扰电疗法、蜡疗、水疗、激光照射等治疗也是颈椎病物理治疗经常选用的方法，选择得当均能取得一定的效果。

5.牵引治疗

颈椎牵引是治疗颈椎病常用且有效的方法。颈椎牵引有助于解除颈部肌肉痉挛,使肌肉放松,缓解疼痛;松解软组织粘连,牵伸挛缩的关节囊和韧带;改善或恢复颈椎的正常生理弯曲;使椎间孔增大,解除神经根的刺激和压迫;拉大椎间隙,减轻椎间盘内压力。调整小关节的微细异常改变,使关节嵌顿的滑膜或关节突关节的错位得到复位;颈椎牵引治疗时必须掌握牵引力的方向(角度)、重量和牵引时间三大要素,才能取得牵引的最佳治疗效果。

(1)牵引方式:常用枕颌布带牵引法,通常采用坐位牵引,但病情较重或不能坐位牵引时可用卧式牵引。可以采用连续牵引,也可用间歇牵引或两者相结合。

(2)牵引角度:一般按病变部位而定,如病变主要在上颈段,牵引角度宜采用0°～10°,如病变主要在下颈段(颈5～7),牵引角度应稍前倾,可在15°～30°间,同时注意结合患者舒适来调整角度。

(3)牵引重量:间歇牵引的重量可以其自身体重的10%～20%确定,持续牵引则应适当减轻。一般初始重量较轻,如6kg开始,以后逐渐增加。

(4)牵引时间:牵引时间以连续牵引20分钟,间歇牵引则20～30分钟为宜,每天1次,10～15天为一疗程。

(5)注意事项:应充分考虑个体差异,年老体弱者宜牵引重量轻些,牵引时间短些,年轻力壮则可牵引重些、牵引时间长些;牵引过程要注意观察询问患者的反应,如有不适或症状加重者应立即停止牵引,查找原因并调整、更改治疗方案。

(6)牵引禁忌证:牵引后有明显不适或症状加重,经调整牵引参数后仍无改善者;脊髓受压明显、节段不稳严重者;年迈椎骨关节退行性变严重、椎管明显狭窄、韧带及关节囊钙化骨化严重者。

6.运动疗法

颈椎的运动治疗是指采用合适的运动方式对颈部等部位以至于全身进行锻炼。运动治疗可增强颈肩背肌的肌力,使颈椎稳定,改善椎间各关节功能,增加颈椎活动范围,减少神经刺激,减轻肌肉痉挛,消除疼痛等不适,矫正颈椎排列异常或畸形,纠正不良姿势。长期坚持运动疗法可促进机体的适应代偿过程,从而达到巩固疗效、减少复发的目的。

(1)颈椎康复保健操

1)端坐位,头颈做前屈、后仰、左右旋转、左右侧倾六个颈椎基本运动方向的运动。要求动作平稳缓慢,充分用力,幅度尽量达到极限,运动到极限时保持2～3秒再做下一个动作。每个动作重复8～10次。

2)端坐位,头颈充分后仰,眼睛看正上方,在此基础上做头颈缓慢的左右旋转及左右侧倾动作。每个动作重复8～10次。

3)端坐位,头颈自然伸直,两手并拢掌心向内按住下巴,做头部向前向后平移动作(注意不要变成前屈后仰动作)。重复8～10次。

4)端坐位,双手自然下垂于体侧,做耸肩动作,先左肩,再右肩,再两肩同时做,然后两肩同时做顺时针方向的旋转动作,再做逆时针方向的旋转动作。重复8～10次。

5)端坐位,双手分别放于同侧肩部,肘尖朝正下方。作前臂靠拢、分开动作。重复8～10次。

6)颈椎病症状缓解或消失后做强化颈肌体操。

(2)强化颈肌体操

1)坐位,双手交叉(掌面)置枕后,头颈用力后伸,双手用力阻止,对抗2～3秒,重复8～10次。

2)坐位,双手交叉(掌面)置额前,头颈用力前屈,双手用力阻止,对抗2～3秒,重复8～10次。

3)坐位,双手掌合抱于头两侧颞部,颈分别用力向两侧旋转、倾斜,双手用力阻止,对抗2～3秒,重复8～10次。

4)坐位,双前臂于胸前交叉,分别用手掌握住对侧肩部,双肩同时做耸肩动作,双手用力阻止,对抗2～3秒,重复8～10次。

注意事项:①急性发作期,有明显脊髓受压者,不宜运动;②椎动脉型患者,避免旋转动作或旋转时要轻柔缓慢;③脊髓型患者,避免做过度屈伸动作。

另外,通过习练易筋经、八段锦、太极拳、五禽戏等传统运动,可以帮助患者恢复颈椎功能活动。

8.注射疗法

常用的有局部痛点封闭、星状神经节阻滞等药物注射疗法。封闭疗法是将一定的药物注射于痛点、神经干等部位,可以起到消炎止痛、解除痉挛等作用,将药物直接注射到病变局部,在病变局部发挥治疗作用。星状神经节阻滞是将一定的药物注射到颈星状神经节处,一般可注入0.5%～1%利多卡因或0.25%～0.375%布比卡因10ml,起到调节自主神经系统、内分泌系统和免疫系统的作用,使分布区域的交感神经纤维支配的心血管运动、腺体分泌、肌肉紧张、支气管收缩及痛觉传导受到抑制,达到治疗疾病的目的,在治疗颈椎病引起的头晕、耳鸣、心慌、失眠等症状方面疗效确切。

六、康复预防

1.正确认识颈椎病

树立战胜疾病的信心。

2.坚持体育锻炼

增强体质，尽量选择全身性运动，如体操、游泳、打太极拳、太极剑、门球等，或在家里进行双臂悬吊，使用拉力器、哑铃以及双手摆动等运动。但要注意运动量，以免造成肩关节及其周围软组织的损伤。

3.注意保暖，避免风寒、潮湿

夏天注意避免风扇、空调直接吹向颈部，出汗后不要直接吹冷风，或用冷水冲洗头颈部，或在凉枕上睡觉。

4.合理休息

颈椎病急性发作期或初次发作的患者，要适当注意休息，病情严重者更要卧床休息 2～3 周。休息时需要一个良好的睡眠体位，做到既要维持整个脊柱的生理曲度，又应使患者感到舒适，达到使全身肌肉松弛，调整关节生理状态的作用。

5.选择合适的枕头

枕头的形状一般以中间低、两端高的元宝形为好，元宝形状的优点是可以利用中间凹陷部来维持颈椎的正常生理曲度，同时对头颈部可起到相对的制动与固定作用，以减少睡眠中头颈部的异常活动。对不习惯元宝形枕者，也可用平枕。但不宜采用中间高两头低之山丘形枕，因其头颈向两端活动不能保持睡眠中头颈部的正常位置。枕头的长度一般以超过自己的肩宽 10～16cm 为宜，高度通常以头颈部压下后与自己的拳头高度相等或略低一些为标准。

6.避免长期低头姿势

银行与财会专业人士、办公室伏案工作、电脑操作等人员，要避免长时间低头工作，这种体位使颈部肌肉、韧带长时间受到牵拉而劳损，促使颈椎椎间盘发生退变。每伏案工作 1 小时，起身活动 5 分钟，或自己按摩放松，双手点揉风池穴，揉时注意闭眼，以酸胀为佳，共 2～3 分钟，或是有目的地让头颈部做前屈、后伸、左右旋转运动，转动时应注意轻柔、缓慢，以达到该方向的最大运动范围为准；耸肩运动，两肩慢慢紧缩 3～5 秒，然后双肩向上坚持 3～5 秒，重复 6～8 次。总之，避免颈部肌肉因长期姿势固定而处于紧张状态，造成劳损；还要改变不良的工作和生活习惯，如卧在床上阅读、看电视等。

7.正确的坐姿及合适的桌椅

坐位时，要收腹挺胸，身体坐直，维持脊柱正常的生理弧度，避免颈椎过分前倾，同时上身的重量要分布均匀，脚掌完全踩在地面上，不要跷腿或者踮脚。椅子的长度、高度要适宜，不要过高也不要过低；椅子与桌子的高度要相称，这点对学龄前的儿童尤其重要，有些儿童往往因为椅子的高度与桌子的高度不相称，而导致弯曲伏案写字，影响颈肩姿势，且十分损害视力。另外，如果你是长期坐位工作的工作人员，也要注意了，由于其颈肩经常处于前屈位，两肩臂仅活动于90°以下的外展、前屈位，久之，易形成颈肩功能紊乱，导致颈肩腰腿疼痛。

8.避免颈部外伤

乘车外出应系好安全带并避免在车上睡觉，以免急刹车时因颈部肌肉松弛而损伤颈椎。

9.自我锻炼

坚持做颈椎保健操。

10.重视青少年颈椎健康

随着青少年学业竞争压力的加剧，长时间的看书学习对广大青少年的颈椎健康造成了极大危害，从而出现颈椎病发病低龄化的趋势。建议在中小学乃至大学中，大力宣传有关颈椎的保健知识，教育学生们树立颈椎的保健意识，重视颈椎健康，树立科学学习、健康学习的理念，从源头上堵截颈椎病。

第二节　肩周炎的康复

一、概述

肩周炎是肩关节周围炎的简称，或称“五十肩”、“冻结肩”等。是以发生于肩关节周围软组织的无菌性炎症为病理基础，表现为肩部疼痛和肩关节运动功能障碍症候群的一种疾病。肩周炎的病因迄今不明，可能与肩关节活动减少、肩关节内在病变、颈椎疾患、神经和内分泌系统疾病、免疫功能失调、姿势失常等因素有关。

肩周炎多发生在50岁以上的中老年人，女性多于男性，多见于体力劳动者。本病起病慢，病程长，可达数月或数年；少数患者病情轻，可自行缓解。本病的早期症状为肩关节呈阵发性疼痛，以后逐渐发展为持续性疼痛，并逐渐加重，昼轻夜重，肩关节向各个方向的主动和被动活动均受限。如得不到有效的治疗，可严重影响肩关节的功能活动，妨碍日常生活。

肩周炎的临床过程大致可分为 3 期:①急性期:肩部自发性疼痛,常呈持续性,表现不一;②冻结期:表现为持续性肩痛,夜间加重,肩关节挛缩僵硬,呈冻结状态,此期通常持续 2～6 个月;③缓解期:经 7 个月至 1～1.5 年时间,炎症逐渐好转,疼痛缓解,肩关节活动亦渐恢复。

二、康复目标

肩周炎急性期主要以疼痛为主,夜间因疼痛影响睡眠,减轻和消除疼痛是康复治疗的重要目标,也是患者的迫切要求。肩关节活动障碍,是导致患者日常生活活动能力下降的主要原因,往往对日常生活和工作影响很大,甚至最基本的梳头、穿衣、提物、个人卫生等完成困难。因此,解除肩关节功能障碍是康复的最终目标。另外,肩周炎患者因疼痛及功能障碍造成情绪波动,严重者可产生焦虑或抑郁,如病程迁延较长则可能产生悲观失望。因此,在解决疼痛及功能障碍的同时,要消除患者的心理障碍。

三、康复评定

(一)疼痛评定

可采用口述分级评定法、视觉模拟评分法对治疗前、中及后期进行疼痛定量评定。

(二)关节活动度和肌力测定

用测角器测量肩关节活动度,患者的患侧肩关节外展上举、前屈上举、后伸及内旋等活动度范围均小于正常范围。应与健侧进行对照性测量。

肌力主要是针对与肩关节活动有关的肌肉,利用徒手肌力测试方法进行测定。

(三)ADL 能力评定

患者需进行 ADL 能力评定,如果有穿脱上衣困难,应了解其受限程度;询问如厕、个人卫生及洗漱(梳头、牙刷、洗澡等)受限的程度;了解从事家务劳动如洗衣、切菜、做饭等受限情况。

(四)Gonstant-Murley 法

Gonstant-Murley 法是一种全面、科学而又简便的方法。总分为 100 分,共包括 4 个部分,即疼痛:15 分;日常生活活动:20 分;关节活动度:40 分;肌力:25 分。其中 35 分(疼痛 15 分,ADL20 分)来自患者主诉的主观感觉;65 分(ROM 40 分,肌力 25 分)来自医师的客观检查。具体项目,如表 4-2。

表 4-2 Constant-Murley 肩功能评定标准

项目	计分
Ⅰ疼痛	
无疼痛	15
轻度疼痛	10
中度疼痛	5
严重疼痛	0
ⅡADL：	
日常生活活动的水平	4
全日工作	3
正常的娱乐和体育活动	2
不影响睡眠	
手的位置	
上抬到腰部	2
上抬到剑突	4
上举到颈部	6
上举到头颈部	8
举过头顶部	10
ⅢROM：	
前屈、后伸、外展、内收(每项活动最高 10 分)	
0°～30°	0
31°～60°	2
61°～90°	4
91°～120°	6
121°～150°	8
151°～180°	10
外旋(最高分 10)	
手放在头后,肘部保持向前	2
手放在头后,肘部保持向后	2

续表

项目	计分
手放在头顶，肘部保持向前	2
手放在头顶，肘部保持向后	2
手放在头顶，再充分向上伸直上肢	2
内旋（最高分10分）	
手背可达大腿外侧	0
手背可达臀部	2
手背可达腰骶部	4
手背可达腰部（L_3 水平）	6
手背可达 T_{12} 椎体水平	8
手背可达肩胛下角水平（T_7 水平）	10
Ⅳ肌力	
0级	0
Ⅰ级	5
Ⅱ级	10
Ⅲ级	15
Ⅳ级	20
Ⅴ级	25

（五）心理评定

肩周炎对患者心理状态的影响包括忧虑、抑郁等，其心理功能的评定可采用Zung焦虑自评量表（SAS）和Zung抑郁自评量表（SDS）。

四、康复治疗

（一）治疗时机选择

肩周炎的病因、病理尚未完全清楚，临床上对肩周炎的治疗目前尚无特效方法。但如诊断及时、治疗得当，可使病程缩短，功能及早恢复。对急性期患者，康复治疗应着重减轻疼痛，缓解肌肉痉挛，加速炎症的吸收，可选用非甾体类药物，使用物理治疗和传统康复治疗手段，疼痛严重者可采取措施使局部暂时制动；对缓解期患者，应强调解除粘连，恢复肩关节活动功能。同时，患者在接受被动治疗的同时，应积极地配合主动运动训练，才能取得满意效果。

（二）治疗措施

肩周炎的治疗原则：是针对肩周炎的不同时期，或是其不同症状的严重程度采取相应的治疗措施，利用社区现有的医疗资源，以保守治疗为主，对肩周炎患者存在的问题进行康复治疗和指导。

1.物理因子治疗

肩周炎的急性期可用超短波、微波等电疗以促进肩部血液循环，消除炎症和解除肌肉痉挛。缓解期可加用低、中频电疗，以松解粘连，锻炼肌肉，促进功能恢复。

（1）超短波：对置法，无热量或微热量，15 分钟/次，每日 1 次，15～20 次为一疗程。

（2）微波：患肩照射微热量，15 分钟/次，每日 1 次，15～20 次为一疗程。

（3）毫米波：患肩痛点照射，30 分钟/次，每日 1 次，15～20 次为一疗程。

（4）调制中频电疗：对置法，选用止痛处方或急慢性肩周炎处方，15 分钟/次，每日 1 次，15～20 次为一疗程。

2.局部封闭

对疼痛明显并有固定压痛点者可使用。该方法能止痛、松弛肌肉和减轻炎症水肿。常用醋酸泼尼松龙 0.5～1.0ml，加 1%普鲁卡因 2～5ml，作痛点注射，每周 1 次，2～3 次为一疗程。

3.运动疗法

运动疗法是治疗肩周炎的最主要方式。通过功能锻炼，可促进血液循环和局部营养代谢，松解粘连，增大关节活动范围，增强肌力、耐力，防治肌肉萎缩。在轻度疼痛范围内，应积极进行肩关节功能的运动锻炼，急性期以被动运动为主，慢性期更强调主动运动。主动运动时，可带轻器械或在器械上操作，也可作徒手体操。

（1）肩关节运动训练原则

1）锻炼时保持脊柱正直：须直立或端坐练习，以免腰部动作代偿。

2）全范围运动：肩关节屈、伸、内收、外展、内旋、外旋三个轴向的活动均要做到。

3）最大限度活动：在每次锻炼时，应以不引起肩部明显疼痛的情况下做最大限度的活动。

4）长期坚持：要有足够的锻炼次数和锻炼时间，循序渐进至完全治愈。

（2）肩周炎常用训练方法

1）关节松动术：通过对肩关节的摆动、滚动、推动、旋转、分离和牵拉等，可以起到缓解疼痛、促进关节液流动、松解组织粘连和增加本体反馈的作用。在急性期，因疼痛剧烈，应多用Ⅰ级手法，即在肩关节活动的起始端小范围地松动，以1～2次/秒的频率进行，时间为45～60秒；在缓解期，因肩关节活动受限，应多用Ⅱ、Ⅲ级手法，即在肩关节活动范围内大幅度的松动，两者以是否接触关节活动的终末端来区别，时间为60～90秒。Ⅲ、Ⅳ级手法都接触终末端，对改善活动度效果显著，但若使用不当，可引起较明显的疼痛。每种手法可重复使用2～3次。对于合并有肩关节半脱位或严重骨质疏松症的患者应慎用或不用。

2)徒手操训练：①手指爬墙：患者面对墙壁站立，距离墙壁约70cm，患肢前屈上举，整个手掌与手指贴于墙面上，随手指向上爬行而逐渐伸直手臂，当手不能再往上爬时，用手掌扶住墙面，两腿弯曲向墙做正面压肩动作，然后转体变侧立于墙，做侧压肩动作。②背后助拉：患者站立或坐位，将双手在身体背后相握，掌心向外，用健侧的手牵拉患肢，一牵一松，并逐渐提高位置，以尽量触到肩胛骨下角为度。③原地云手：站立，原地作太极拳云手的动作，幅度由小到大，连续10次稍息，可重复2～3遍。④耸肩环绕：站立，双手搭于肩部，向前再向后连续环绕10圈，还原休息，再作向后再向前连续环绕10圈，环绕动作要慢，幅度由小到大。⑤双手托天：站位，两臂弯曲至胸前，掌心向上，双手十字交叉，上抬至额前，以腕关节为轴，两手外翻，掌心向上，两手尽量上托。然后两臂依势由两侧下落还原成开始姿势。重复上述动作8～10次。⑥托肘内收：站位或坐位，用健手托起肘部，作向内收位拖拉运动，使肩周肌肉牵张、松解，反复操作8～10次，恢复肩内收活动功能。

3)棍棒训练：①前上举：两脚分开与肩等宽，两手正握棒，做前屈与上举动作。②侧上举：两脚分开大于肩，两手握棒的两端，掌心相对，用健肢带动患肢，使健肢成侧上举。③后上提：两脚分开与肩等宽，两手于体后反握棒，屈肘尽力将棒上提。④棍后置：分腿直立，与肩同宽。两手正握棍于体前，两臂间距与肩同宽。两臂经体前上举，屈臂，将棍置于颈后，同时挺胸；两臂伸直向上举；两臂经体前下落还原成开始姿势。⑤大回环：两脚分开略宽于肩，两手正握棍于体前，两臂间距与肩同宽。两臂向右摆动，并从右侧经上举向左绕至体前；还原成开始姿势。后面动作同前，但绕环方向相反，上述动作重复8～10次。

4)火棒训练：①前后摆动：两脚前后分开，身体略前倾，两手持火棒，前后摆动，幅度由小到大，重复20～30次。②左右摆动：两脚左右分开与肩同宽，两手持火棒，上体前倾，左右摆动，随着摆动，上体也随之前倾与后仰。重复20～30次。③单臂绕环：两脚分开略宽与肩，上体前屈略偏于患侧，以患肩为轴，手持一只或两只火棒，作顺时针或逆时针方向绕环运动，各5～10次。若动作完成得较好，上体可直起来，以同样方法作5～10次。

5)肋木训练：①正向肋木下蹲：面向肋木站立，两臂前屈与肩等宽，两手握肋木，两腿屈膝下蹲，尽力牵拉患侧肩关节。②侧向肋木下蹲：患肩侧向肋木下蹲，患肢侧平举握肋木，上体保持直立，两腿屈膝下蹲，尽力牵拉患侧肩关节。③背向肋木下蹲：背向肋木站立，两臂在体后伸直握肋木，先上体前倾，使身体重心逐渐前移，使肩关节向后牵拉，然后再屈膝下蹲，增加肩关节的牵拉幅度。

6)滑轮训练：①前拉：两脚分开与肩同宽，两臂伸直前平举，两手握环，轮流上下拉动，以健肢下压帮助患肢外展与上举，甚至有一定酸胀感。②侧拉：两脚分开略宽与肩，两臂伸直侧平举，两手握环，轮流上下拉动，以健肢下压帮助患肢外展与上举，甚至有一定酸胀感，并可维持一定时间再放下。③前后拉：两脚开立，健肢于体前握环，略高于肩，患肢于体后屈曲握环，两臂上下轮流拉动，以健肢下压帮助患肢外展与上提，待拉到最高位时，停留片刻，并稍作抖动。

7)拉力器训练：拉力器训练不仅可增加肩带肌力，而且可增加肩关节的活动范围。①向后拉：面向墙壁拉力器站立，两脚前后分开或左右分开，患手握拉力器柄(重量可视肩关节的活动功能而增减)，肘关节伸直，尽力向后拉，需拉到后伸位的最大幅度，然后突然放松，由于滑轮与重量的关系，使肩关节由后伸位变为前屈与上举位。②向前拉：背向拉力器站立，两脚前后分开，患手握拉力器柄(重量可视肩关节的活动功能而增减)，肘关节伸直，尽力向前拉，稍停片刻，然后突然放松，由于滑轮与重量的关系，帮助肩关节作后伸训练。③内收拉：侧立，患手握拉力器柄，尽力内收肩关节牵拉，然后放松，使肩关节还原成外展位。④肩上拉：背向拉力器站立，两脚前后分开，患肩外展外旋位，屈肘，手在肩上握拉力器柄，然后上身略前倾，患肢渐伸直，待肘完全伸直至上举最高位时，再放松还原至肩上位置。

4.心理治疗

及时恰当的心理治疗可以帮助患者能够较充分地、客观地认识其发病原因、病情发展及恢复过程等情况，让患者能够树立战胜疾病的信心，建立积极配合治疗的态度，并且能够自我介入到主动的治疗过程中去。肩周炎常见的心理干预措施有：①疾病知识的教育；②心理的支持和疏导；③自我放松的技术；④心理应激的处理以及心理咨询等。

五、康复预防

肩周炎的病程相对较长，给患者带来的痛苦较大。因此，除了积极地治疗之外，让患者了解主动的预防措施更为重要。常用的预防措施有：①坚持体育锻炼，增强体质，提高抗病能力；②工作中注意遵守安全操作规程，避免损伤肩部；③注意保暖，避免肩部受凉；④颈肩部疾病应尽早根治，外伤手术后宜早期活动，以防肌腱韧带粘连；⑤坚持合理的肩部运动，以增强肩关节周围肌肉和肌腱的强度。

第三节 腰椎间盘突出症的康复

一、概述

腰椎间盘突出症主要是指腰椎间盘的纤维环破裂，髓核组织突出压迫和刺激脊神经根或马尾神经引起的腰痛、下肢痛或膀胱、直肠功能障碍等一系列症状和体征。20～50 岁青壮年多发，病变部位以 L4/5、L5/S1 多见，占腰椎间盘突出症患者的 90%以上。腰椎间盘突出症为社区常见的慢性疾病，即使手术后仍有部分患者症状不能缓解，且常因职业或日常生活活动如弯腰负重、体育活动以及寒冷、肥胖等导致症状反复发作，影响患者日常生活和工作。急性期患者因疼痛剧烈常无法承受往返于二、三级医院进行治疗的路程，而恢复期和慢性期持续时间较长，康复的主要内容是以指导性训练及健康教育为主，训练方法虽简单易行，但由于时间、区域、工作等原因，患者康复的依从性较低。社区康复治疗场所就近，因地制宜，形式灵活，可弥补腰椎间盘突出症患者康复途径的不足，有利于提高和维持腰椎间盘突出症的康复疗效。

二、康复目标

急性期康复目标为减轻疼痛，恢复基本的日常生活活动；恢复期、慢性期康复目标是维持和提高功能，尽可能恢复日常的工作与劳动，预防复发。

三、康复评定

（一）病史总结

包括患者一般情况、身高、体重、目前职业及生活状态、诱发因素、病程、相关检查结果、既往治疗情况及效果、既往疾病史等。腰痛、下肢疼痛、麻木等症状是许多疾病的共性症状，在社区进行康复治疗前首先应明确诊断，避免延误病情；其次是回顾既往发作的症状特点，便于与此次发作进行比较，查看最近一次腰椎影像学检查结果，为康复治疗提供参考。

根据椎间盘突出的位置、方向、程度及与神经根的关系有多种分型方法，根据突出的方向不同常分为后中央突出、后侧方突出及侧方突出；根据突出的程度分为膨出、突出与脱出及游离型。后一种分型方法对于治疗方法的选择具有重要的指导意义，一般前两种多采取保守治疗，后两种则采取手术治疗。此外，需注意的是，影像学的评估需与临床症状评估相结合，通常随着年龄的增大，椎间盘可呈不同程度的膨出或突出，如患者无根性症状即下肢的疼痛与麻木，仅表现为下腰部疼痛和膝以上的牵涉痛，临床一般不诊断为椎间盘突出症，相应的治疗措施也不同。

（二）功能评定

对患者目前的功能障碍进行系统的评估，为康复治疗计划的制订提供依据。

1.疼痛的评定

椎间盘突出可导致局部神经根张力增大、炎性水肿而表现为腰背痛、下肢放射性神经痛，需要评估疼痛的部位、时间（持续性或间歇性）、程度（VAS评分法，压力测痛法），疼痛的加重和缓解方式，由于疼痛与生物、社会、心理多种因素相关，全面的疼痛评估可采用疼痛量表进行评估，如麦吉尔疼痛问卷。

2.肌力评定

主要包括伸膝、屈膝肌力、踝背屈、跖屈、踇趾背屈肌力评定。腰背肌、腹肌肌力的评定急性期不宜，慢性期应谨慎进行，避免诱发疼痛。

3.神经功能的评定

由于神经的卡压可出现患肢肌肉萎缩，下肢后外侧和足部麻木，中央型巨大突出者可出现会阴部麻木疼痛、排便及排尿功能障碍，男性性功能障碍。可采用感觉评定及肌电图检查等进行评定。

4.关节活动度的评定

患者的关节活动受限是功能性的，主要表现为腰椎前屈受限，脊柱侧凸。

5.步态评定

腰椎间盘突出症步态称为减痛步态，其特点是患肢足尖着地，并尽量缩短患肢支撑期，重心迅速从患肢移向健侧下肢。

6.心理评定

椎间盘突出症患者以青壮年多见，病情常反复发作，患者可对治疗信心不足、担心失去劳动能力而产生焦虑和抑郁，可采用Zung焦虑、抑郁量表等进行评定。

（三）活动与参与能力的评定

1.Oswestr功能不良指数（ODI）

主要包括疼痛程度、个人照顾、提物、行走、坐位、站立、睡眠、性生活、社交活动和旅行。每个部分的得分是0～5分，最轻为0分，最重为5分，实际得分除以50

乘以 100％之后为 ODI。

（四）环境的评定

主要包括工作环境、社会保障服务体制和政策，劳动就业服务体制和政策，亲属的态度、卫生专业人员的态度、社会的态度等。腰椎间盘突出症患者大多为青壮年，工作环境的评定尤为重要，如患者工作所需的躯体功能水平，工作的特点，人体工程学分析如活动空间、座椅与工作台设计等。

（五）康复预后

通常急性期（有持续或间歇的神经根炎性水肿症状）缓解时间约为 1 个月，80％～90％的患者经保守治疗痊愈，部分患者可发展为慢性疼痛；10％的患者需要手术治疗。

四、康复治疗

（一）急性期的康复治疗

1.休息和采取功能性姿势

腰椎间盘的压力以弓背坐位时最高、站位居中、卧位最低，急性期卧床休息可减轻疼痛，卧床休息时间不宜超过 2～3 天，且卧床期间应适度活动。腰椎间盘因突出的方向、位置与神经根的关系不同，及是否同时伴发椎管狭窄等决定某种姿势，可减轻对神经根、局部组织的压迫而缓解疼痛，这种姿势称为功能性姿势，可随病程而变化。腰椎间盘突出症患者常见的功能性姿势可分为以下 3 种。

（1）伸直倾向：即患者在脊柱伸直姿势下症状减轻。具有这种倾向的患者宜采取伸膝平卧、自然俯卧；坐位时可增加脊柱后倾角度，腰部增加靠垫支撑；自然站立位。

（2）屈曲倾向：即患者在脊柱屈曲姿势下症状减轻，而在伸直的情况下加剧。这类患者常伴有椎管狭窄，可采取屈膝仰卧位、腹部垫枕俯卧位；坐位时可适当垫高足部，增加屈髋屈膝角度；站位时患侧足踩在小凳上。

（3）非承重倾向：即患者在非承重姿势下，可缓解症状，一般采取减轻脊柱负荷姿势均可减轻症状，如卧位或牵引，必要日常活动时可使用腰围、助行器减少脊柱负荷。

2.物理因子治疗

可采用无热量超短波，低、中频电疗。

3.腰椎牵引

在急性期，可根据患者对牵引的反应决定是否采取和继续牵引治疗，一般首次剂量应小，采取功能性体位、牵引时间要短，间歇牵引15分钟或持续牵引10分钟。

4.悬吊和水中运动

可以以简易的悬吊方式进行行走训练或水中运动，减少卧床带来的负面作用。

5.药物治疗

常用的为非甾体消炎药、肌松类、皮质类固醇及神经营养类药物。非甾体消炎药应遵医嘱服药，如患者有高血压和心脏病史应慎用，并告知患者此类药物可增加心脏病的发生风险，同时具有消化道副作用及肾毒性，可选用选择性环氧化酶抑制剂或加用质子泵抑制剂减少胃肠道反应。肌松类药物可缓解患者因腰部肌肉保护性痉挛引起的疼痛，不良反应主要有头晕不适；如疼痛剧烈，难以忍受者，静滴皮质类固醇和脱水剂或骶管、硬膜外注射皮质类固醇类和局麻药，可比较快速而有效地消除神经根炎症而止痛。

6.基础脊柱核心稳定训练

在患者可以承受的情况下，尽早进行基本的脊柱核心肌训练。其意义在于学会核心肌群的前馈控制，保持脊柱中立位姿势，将这一理念贯穿到日常生活活动中，以减轻急性期症状。

(1)缩腹运动：可采用屈膝仰卧位，双足踩在治疗床床面上，先吸气，呼气时和缓地将肚脐向内、向脊柱缩入使腹部凹陷，避免代偿动作，如骨盆、肋骨运动、足部压力增大等，目的是激活腹横肌和多裂肌。也可以采取俯卧位，腹部放置压力仪做生物反馈训练。

(2)骨盆倾斜运动：屈膝仰卧位，背部垫枕，腰椎平放于床垫上、治疗师帮助患者逐渐前倾骨盆或后倾骨盆。

7.功能性活动指导

(1)翻身：保持脊柱即肩部与骨盆在一直线，缩肚脐，整体翻滚。

(2)仰卧到坐：翻身同上，同时屈髋屈膝，用位于上方的手抵住床板，同时用下方的肘关节将半屈的上身支起，用双上肢臂力使身体离床。由坐到卧：则先降低躯干，双上肢同法支撑，侧卧，再保持躯干呈一直线，翻身至仰卧或俯卧。

(3)坐到站：保持脊柱正中姿势，缩肚脐，依靠伸髋、伸膝肌群及双手支撑站起。

(4)上下轿车：靠近敞开的车门，背向座椅，收腹、屈髋屈膝坐下；坐下后以屈曲的膝关节和髋关节为轴，整个躯干为一单位，维持脊柱稳定，转至车内。下车时，双膝并拢，双下肢与躯干为一单位向外转动，双足落地后，以伸髋伸膝的方式站起。

(5)行走：收腹，维持脊柱正中姿势，必要时佩戴腰围，佩戴腰围时间不宜过长。同时应根据自身的体重、体型选择适当型号的腰围。症状减轻后，应注意腰背肌的锻炼，以防止肌肉的失用性萎缩。

8.手法治疗

主要包括传统中医手法、正脊手法、Mckenzie 脊柱力学治疗法和 Maitland 脊柱关节松动术。如对于有伸直倾向的患者，采用伸直姿势可使症状向心化，可采取 Mckenzie 脊柱力学治疗法中的脊柱伸直动作技巧进行姿势治疗。

（二）恢复期和慢性期的康复治疗

1.合理的活动和正确的姿势

鼓励患者参加日常活动及运动如散步、游泳等，但需强调安全的动作和正确的姿势。详见本节腰椎间盘突出症的社区预防。

2.运动疗法

进行腰椎稳定训练和脊柱的牵伸练习等提高腰背肌和腹肌肌力，增强韧带弹性、改变和纠正异常力线、维持脊柱稳定，提高身体的控制力和平衡性，常用的运动疗法如下。

腰椎稳定性训练进阶：主要包括徒手练习，单一和综合器械练习，如瑞士球、平衡球、平衡板、悬吊绳等。下面简单介绍几种基本的练习方法。

（1）腰背肌稳定性训练：①跪位练习：四点跪位，肩、髋保持在同一直线。②伸展上肢运动：呼气，伸展一侧上肢与躯干平行，维持 5～10 秒，吸气恢复原位，两侧交替各 5 次为 1 组，重复 2～3 组。③伸展下肢运动：呼气伸展一侧下肢与躯干平行，维持 5～10 秒，吸气恢复原位，两侧交替各 5 次为 1 组，重复 2～3 组。④伸展上下肢运动：呼气，伸展一侧上肢和对侧下肢与躯干平行，吸气恢复原位，两侧交替各 5 次为 1 组，重复 2～3 组。⑤俯卧位练习：俯卧抬腿运动：俯卧位，膝关节伸直，抬起双腿（如不能完成，可抬起一侧腿），维持 5～10 秒，放下，重复 10 次。⑥俯卧抬上身运动：俯卧位，抬起上身，维持 5～10 秒，放下，重复 10 次。⑦燕式运动：俯卧位，双上肢后伸，上身和下肢同时抬起并后伸，维持 5～10 秒，放下，重复 10 次。

（2）腰方肌稳定性训练：侧卧位，呼气单肘支撑，抬起上身及髋部，肩、膝、髋呈一直线，维持 5～10 秒，吸气恢复原位，10～15 次为 1 组，重复 2～3 组。对侧同法训练。可通过肘关节伸直增加难度。

五、康复预防

对腰椎间盘突出症高发职业应分析工作环境及工作方式对脊柱的影响，尽可能予以改善工作环境，制订优化操作方式，提高机械化、自动化程度，降低劳动强度。这些预防原则也适用于日常生活。

1.搬运作业工人

掌握搬运重物的正确姿势：先将身体向重物尽量靠近，然后屈膝屈髋，再用双手持物，伸膝伸髋，主要依靠臀大肌和股四头肌的收缩力量提拿重物，减少腰背肌的负荷，减少损伤的机会。搬移重物时，要注意使双膝处于半屈曲状态，使物体尽量接近身体，减少腰背肌的负担，转方向时应将身体整体转身，避免上身扭转。放重物时如果需要放置比较高的位置，应想办法尽量减少重物与高处的距离，比如把足下垫高。当重物较重，一个人搬运有困难时，应请人帮忙，不要一个人强搬。两个人或多人一起抬物时，动作要注意协调，尤其是在抬起、放下时，最好喊着号子，协调一致。

2.办公室工作人员

进行人体工程学评估，改善座椅与工作台的设计，显示屏高度与视线平行，椅背后倾 120°，并加靠垫支撑腰背部，避免伸颌、弓背坐姿，减低腰椎间盘压力，组织进行工间体操，放松肌肉。合理地使用空调，室温太低可使腰背肌肉及椎间盘周围组织的血运障碍，增加了发生腰痛的机会，温度调节在 26℃左右较适宜，避免空调的风口对着腰部及后背。

3.汽车司机

应把座位适当地移向方向盘，使方向盘在不影响转向的情况下尽量靠近胸前，同时靠背后倾角度以 100°为宜，并调整座位与方向盘之间的高度。座位过低双肩及上肢易疲劳，过高则易使腰椎前屈，增加了腰部的负荷，诱发腰椎间盘突出症。尽量避免连续开车超过 1 小时。需要长时间开车时，宜中途停车休息 5～10 分钟，走出驾驶室，做一些腰部的活动保健体操。

4.家务劳动

应避免腰部长时间过度屈曲，如洗衣、择菜，切菜应将物品置于齐腰的高度或调节座椅至合适高度；扫地、拖地时，应将扫帚或拖把的把加长，清扫较大或多个房间时，应合理安排中途休息。

第四节　人工关节置换术后的康复

一、概述

人工关节置换术是指用人工关节替代和置换病损或损伤的关节，目的是缓解疼痛、矫正畸形、重建一个稳定的关节，恢复和改善关节的运动功能。人工关节是在冶金学、生物材料学、生物力学和矫形外科学发展的基础上设计出来的人工器官,通过外科方法使用人工关节植入体内,用来替代已经破坏和失去功能的人体关节。人工关节置换术是目前治疗关节强直、严重的骨性关节炎、因外伤或肿瘤切除后形成的大块骨缺损等的有效方法。人工关节置换术可以说是21世纪骨科手术最伟大的突破之一,目前它已被应用于治疗肩关节、肘关节、腕关节、指间关节、髋关节、膝关节及踝关节等疾患,但以人工髋关节及膝关节置换最为普遍,本节主要介绍人工髋、膝关节术后在社区中的康复治疗。

关节置换术后常见的康复问题主要有:①疼痛:接受关节置换术的患者,由于原发病所致的关节疼痛,加之关节置换术后手术的创伤、血肿、组织反应等,患者会感受到较为剧烈的术后急性疼痛。②关节活动度受限:术前缺乏活动的关节,关节液不能有效循环,使纤维蛋白沉淀,同时滑膜细胞活跃增生,产生大量黏液和纤维蛋白组织,使得关节粘连和僵硬。术后短期的关节制动、术后的关节肿胀、手术截骨或假体安装不到位、功能训练不及时等诸多因素,均会引起关节活动功能障碍。③肌力低下:术前患者由于关节疼痛、水肿、关节活动受限,常导致关节周围肌肉不同程度的萎缩、肌力下降,加上手术损伤关节周围组织,进一步削弱了关节周围的肌肉力量。

二、康复目标

关节置换术后的患者,在伤口愈合良好后即可进入社区康复,康复的目标:训练和加强关节周围的肌群,达到重建关节的稳定性;改善关节置换术后关节的活动范围,保证重建关节的良好功能;加强对置换关节的保护,延长关节使用的寿命;获得运动和日常生活能力最大限度的恢复;减少术后并发症。

三、康复评定

(一)一般状况评估

患者年龄、营养状况、心肺功能、心理状况等均对术后的康复训练产生影响,因此应作仔细评估。

(二)手术情况

手术的本身直接影响康复的治疗计划实施,康复治疗人员应了解手术的详细情况,包括手术入路、假体的类型、术后假体的位置、固定方法、术中有无截骨或植骨等情况。

（三）伤口情况

观察有无局部皮肤红、肿、热等感染体征，伤口愈合情况、有无渗出等。

（四）关节肿胀

由关节内或关节周围软组织造成的水肿，可用不同的检查方法来判断。如浮髌试验，可判断膝关节内有无积液及其程度；关节周围组织的周径，可作为判断软组织肿胀的客观指标。

（五）关节活动度

用量角器可测量关节活动范围。同时，对手术关节应做主动和被动关节活动度的评定，了解造成关节活动障碍的原因，以指导康复训练。

（六）关节疼痛

术后短时间内可能因伤口而引起关节局部或周围疼痛，随着运动量的增加可出现活动后疼痛，对疼痛程度的评定可用目测类比评分法。

（七）X 线检查

观察假体的位置、关节对线和骨的情况，判断关节置换成功与否。

（八）肌力评定

徒手肌力评定下肢肌肉力量，并评估肌肉力量是否影响术后关节的稳定程度。

（九）步态分析

可通过步幅、步频、步宽以及行走时摆动相和站立相评测患者的一般步态。

（十）功能性活动能力

全面评定关节的功能状况、稳定性、活动程度等状况。目前，被广泛接受的是 Harris 髋关节和 HSS 膝关节评分。Hams 用来评估髋关节炎和全髋关节置换术的效果，该评分内容主要包括疼痛、功能、畸形、关节活动范围 4 个方面，满分 100 分。根据分值大小可将髋关节功能分为 4 级：70 分以下为差，70～79 分为一般，80～89 分为良，90～100 分为优。HSS 膝关节评分总分也是 100 分，共分为 7 个项目，其中 6 个为得分项目，1 个为减分项目。根据评分结果可将膝关节功能或临床疗效分为 4 级：大于 85 分为优，70～85 分为良，60～69 分为中，59 分以下为差。

四、康复治疗

（一）全髋关节置换术后的康复治疗

1.术后第一阶段（1～3 天）

此阶段康复目的：促进血液循环，消除肿胀，减轻疼痛；预防手术后肌肉僵硬及萎缩；预防髋关节脱位；预防深静脉血栓的发生；学习肌肉收缩感觉；预防髋关节屈曲挛缩。

（1）冰疗法：术后第1天即可使用冰袋置于手术的髋关节部位，15～20分钟/次，1～2次/日，至关节消肿，疼痛减轻。

（2）电疗法：①毫米微波法：手术部位，20～30分钟/次，1次/日；②经皮神经电刺激疗法：可采用频率为100Hz的双通路四电极分别置于手术切口两侧，强度为2倍的感觉阈，治疗时间30～60分钟/次，1～2次/日。主要目的为缓解疼痛。

（3）预防髋关节脱位：患肢膝下垫枕，使髋膝关节呈稍屈曲位。患肢足尖朝上摆放于外展30°左右，双腿之间夹三角垫，严防髋关节内收、内旋。

（4）踝关节“泵”式往返训练：麻醉消退后开始踝关节主动背屈与跖屈，使下肢肌肉等长收缩，挤压深部血管，促进血液循环，预防下肢深静脉血栓形成。15次/小时，每组20次，2～3组/日。

（5）学习肌肉收缩感觉：股四头肌等长收缩活动、臀大肌等长收缩活动及腘绳肌等长收缩活动。

（6）关节活动练习：在康复治疗师的协助下，进行被动或主动协助的髋关节活动运动。被动屈髋时，外侧入路患者为15°～30°，后侧入路患者小于10°。

2.术后第二阶段（4天～2周）

此阶段康复目的：避免直立性低血压，鼓励坐起；增进床上和下床活动能力；增进下肢的肌肉力量，由Ⅱ级逐渐训练至Ⅲ级；逐步增进髓关节活动角度，至多不超过屈曲90°，后伸约15°。

（1）冰敷：于伤口肿胀、疼痛或运动后施用。每次间隔至少2小时，15分钟/次，夜间暂停，勿影响休息。

（2）学习床上翻身、由躺到坐、由坐到站等技巧。

（3）学习使用助行器：采用三点步行走，使用骨水泥固定患者，在忍受范围内负重；非骨水泥固定患者避免负重。

（4）关节活动练习：在无痛范围下进行主动的患侧髋、膝关节屈伸能力训练。

（5）肌力练习：①助力下直腿抬高患侧下肢30°，持续10秒，重复20～30次，3组/日；②小腿自然垂于床边，做主动伸膝训练。活动中避免髋部的旋转。

（6）牵拉练习：平躺床上，用双手将非患侧脚屈曲至胸口，并将患肢作伸直动作，可预防术后屈曲肌肉及关节的挛缩，一次至少30秒，每回作5～6次，6回/日。

3.术后第三阶段（2～4周）

此阶段康复目的：持续增强患者下肢的肌肉力量；逐步增进髋关节活动角度和

患肢负重。

(1)冰敷:于伤口肿胀、疼痛或运动后施用。每次间隔至少2小时,15分钟/次,夜间暂停,勿影响休息。

(2)学习使用助行器或双拐,三点步行走,使用骨水泥固定患者,在忍受范围内负重;非骨水泥固定患者避免负重。

(3)每天下地行走的时间逐渐增加,每次增加5分钟,维持2～3天后再增加5分钟。不要突然增加较多时间,以免引起患肢肿胀。

(4)空踩自行车活动:仰卧位下做双下肢空踩自行车活动20～30次,患髋屈曲度数要严格限制在90°以内。每10次为一组,中间休息1分钟,这样既可改善下肢诸关节的活动范围,也训练了股四头肌的肌力。

(5)负重练习:使用骨水泥固定患者,可进行左右及前后方向的负重训练活动。

(6)髋关节活动练习:持续上阶段之关节活动练习。此阶段,以患者主动动作为主,康复治疗师协助为辅。

(7)肌力练习:髋关节半屈位的主动或主动抗阻练习。

4.术后第四阶段(4～6周)

此阶段康复目的:增进下肢耐力和负重能力;为6周后脱离助行器独立行走做准备。

(1)冰敷:于伤口肿胀、疼痛或运动后施用。每次间隔至少2小时,15分钟/次,夜间暂停,勿影响休息。

(2)固定自行车练习:轻负荷至中负荷。一次15分钟。

(3)肌力练习:持续上阶段的肌力练习,并逐渐增加强度与次数。

(4)上下台阶练习:逐渐增高台阶高度及上下阶梯次数练习。

(5)牵拉练习:对股四头肌和髂腰肌进行牵拉训练,以增强髋关节周围肌肉的柔韧性。

(6)关节活动练习:同上阶段。此阶段,以患者完全独立执行关节活动练习为主。

(7)负重练习:同上阶段。骨水泥固定患者,可逐渐增加患肢负重的时间。

(8)行走练习:骨水泥固定患者,当患侧肢体能承受体重的50%以上,可开始学习使用单拐行走。

(9)平衡感觉训练:站平衡板训练和转移视线的训练、配合上肢动作的平衡训练等。

5.术后第五阶段(6～12 周)

此阶段康复目的:协助患者脱离辅助器具行走,增进平衡及协调能力,并能执行功能性活动,如:上下楼梯、蹲站等。

(1)肌力练习:增加站立位髋外展活动、卧位直腿抬高活动、卧位侧抬腿活动、俯卧位后抬腿活动、静蹲活动,逐渐增加肌力训练强度。

(2)上下台阶练习:逐渐增高台阶高度及上下阶梯次数。

(3)牵拉练习:同上阶段,持续维持患肢柔韧性。

(4)负重练习:同上阶段。持续增加患肢的负重能力及稳定性。

(5)行走练习:骨水泥固定患者,当患侧肢体能承受体重的 50%以上,可开始学习使用单拐行走,并逐渐增加行走时间。

(6)平衡训练:在平衡杆内训练身体转移,逐渐增加患腿的负重力量(从身体重量的 1/3 开始过渡到完全负重)。

(7)步态训练:可从助行器逐渐过渡到扶拐杖。当患者达到以下两点时,可改用手杖步行:一是患者能在手杖的帮助下,有足够的支撑力完成步行中静止期患肢的负重;二是患侧股四头肌能完成渐进抗阻的阻力至少在 8kg 以上。

6.术后第六阶段(12 周之后)

此阶段康复目的:增加髋关节控制能力;增进心肺适应能力和功能性活动能力;提高步行能力,争取日常生活能力完全自理,回归职场角色或可从事体育休闲活动为目标。

(1)肌力及耐力练习:同上阶段,根据需要增加难度。

(2)平衡训练:患侧单腿站立,开始时用双手支撑以保持平衡,逐渐减少双手的用力,最终能用患侧下肢单腿站立 1 分钟,且对侧骨盆不下沉。这种练习 10～15 次/日,1～2 分钟/次。

(3)心肺适应能力训练:建议可骑乘功率自行车,中负荷,3 次/周,30 分钟/次。

(4)功能性活动训练:根据康复治疗师的评估,给予针对性的治疗活动。

(5)步态训练:持单拐或无辅助用具行走时,务求上身直立,双脚跨步等距离,身体晃动少。倘若患者无法达到要求,需由康复治疗师评估影响因子,给予针对性练习方案。如果存在摇摆步态,则避免无辅助用具下独立行走,以免形成异常步态,增加纠正难度。

(二)全膝关节置换术后的康复

1.第一阶段(术后 1～3 天)

此阶段康复目的:主要以消除患肢肿胀,缓解患肢不适,增加屈膝角度,维持膝关节完全伸直和恢复控制膝关节肌肉控制，预防下肢深静脉血栓为主。

(1)冰敷：术后第1天即可使用冰袋置于手术的膝关节部位，15～20分钟/次，1～2次/日，至关节消肿，疼痛减轻。

(2)术后固定：用石膏托固定患侧膝关节于伸直位，或将患侧下肢放置于伸直位支架上，并抬高患肢，从足趾至腹股沟处用弹性压力绷带包扎，或穿弹力袜，以预防下肢水肿或深静脉血栓。

(3)深呼吸及有效咳嗽训练，预防肺部感染。

(4)踝关节“泵”式往返训练。

(5)学习肌肉收缩感觉：股四头肌和腘绳肌的等长收缩运动，每次保持10秒，每10次为一组，10组/日。

(6)患者坐于床边，患肢做直腿抬高运动，不要求抬起高度，但要有10秒左右停留在空中的时间。

(7)关节活动度训练：术后第2天做缓慢的膝关节屈曲活动，患者取仰卧位，患侧下肢顺墙面或木板向下滑行，逐渐增加患侧膝关节的屈曲度。

(8)肢体按摩：对患侧肢体做由足到大腿的按摩，每2小时按摩10分钟。按摩时应注意伤口的保护，以免加重伤口疼痛。

2.术后第二阶段(4天～1周)

此阶段康复目的：促进伤口愈合，防止肌肉萎缩，改善关节活动度，提高肌力，尽早下床活动。

(1)冰敷：于伤口肿胀、疼痛或运动后施用。每次间隔至少2小时，15分钟/次，夜间暂停，勿影响休息。

(2)学习床上翻身、由躺到坐、由坐到站等技巧。

(3)膝关节主动屈伸练习：患者可坐在轮椅内，患侧足着地，双手轻轻地向前方推动轮椅，使膝关节被动屈曲并维持6秒，然后患者主动抬腿伸膝并维持6秒，尽可能重复多次练习，直至患者感觉有轻度疲劳感为度。

(4)肌力训练：股四头肌和腘绳肌渐进性抗阻训练。

(5)直腿抬高训练：在床上伸直并绷紧膝关节，用力将足抬离床面20cm，并保持10秒，慢慢放下。患者也可以坐在床上完成该动作。每2小时做一组，3～5次/组，或自己感觉大腿肌肉疲劳为止。

(6)负重训练：术后第4天开始在床边站立训练，4～6天为部分负重。

(7)牵张练习：腘绳肌牵张练习，防止屈曲挛缩，股四头肌被动牵张练习，增加膝关节的屈曲度。

(8)髌骨滑移活动:患者伸膝位,治疗师将髌骨沿纵轴方向,被动由近端轻柔推向足端。然后,患者在主动收缩股四头肌,将髌骨移回近端,以促进髌骨在人工股上的滑动。

3.术后第三阶段(术后1～2周)

此阶段康复目的:是重点加强患侧肢体不负重状态下的主动运动,逐步增加患膝的关节活动度,预防膝关节周围肌肉的挛缩及肌力减退。

(1)冰敷:于伤口肿胀、疼痛或运动后施用。每次间隔至少2小时,15分钟/次,夜间暂停,勿影响休息。

(2)肌力训练:同上阶段,并逐渐增加难度和次数。

(3)直腿抬高训练:进一步加强患肢直腿抬高运动,巩固以往训练效果。

(4)仰卧位,站立位及坐位下主动屈膝训练,巩固完全伸膝。

(5)站立位屈膝,提踵练习。

(6)负重训练:在平衡杠内练习站立,前半周训练时重点在健侧,患侧不负重,后半周训练重点逐渐向患侧过渡,直至直立于平衡杆内。

4.术后第四阶段(术后2～4周)

此阶段康复目的:加强患膝关节周围的肌力,恢复患肢关节活动度、患肢负重能力和平衡能力。

(1)冰敷:于伤口肿胀、疼痛或运动后施用。每次间隔至少2小时,15分钟/次,夜间暂停,勿影响休息。

(2)负重训练:持拐或助行器行走,部分或完全负重。增加步行活动及上下楼梯的训练。

(3)肌力训练:进行股四头肌和腘绳肌的多角度等长运动和轻度的抗阻练习。方法:将患侧足分别放在不同级的阶梯上,使膝关节的屈曲角度不同(如90°、70°、50°、30°、10°条件下),然后分别在这种不同的角度上进行等长肌力训练和轻度负荷训练。

(4)关节活动度训练:低强度的长时间牵张或收缩一放松练习,以持续增加膝关节活动度,采用固定式自行车练习。开始时座垫尽可能抬高,而后逐渐降低座垫高度,以增加膝关节屈曲。

(5)步态训练与平衡训练:初始的步态训练与平衡训练,先在平衡杠内练习,将重心逐渐完全转移到患侧膝关节,逐渐过渡到平衡杠外扶拐训练。

(6)ADL训练:独立完成穿裤、穿袜、如厕、洗澡等日常生活活动。

5.术后第五阶段(术后第4～12周)

此阶段康复目的:增强患肢关节活动范围及负重能力,提高生活自理能力,争取达到膝关节屈伸活动自如,并有一定的力量和柔韧性,能基本正常行走。

(1)负重训练:在允许完全负重时进行膝关节微蹲短弧度训练。方法:患者站立位,背靠墙,缓慢屈曲髋关节和膝关节(双膝关节屈曲控制在30°～45°范围),背部靠墙下滑,保持10秒,然后再向上移动使身体抬高,恢复站立位,重复以上动作。

(2)终末伸膝练习:患者坐在床上或仰卧于床上,膝关节下放置一个小枕头,保持膝关节屈曲30°,然后将足缓慢抬离床面直到膝关节完全伸直,保持5～10秒后缓慢放下。每天练习3组,30次/组。

(3)屈伸膝关节练习:患者坐于床边或凳子上开始主动屈膝伸腿练习,伸起后绷紧保持7秒,放下重复。能够抬起50次后可以在踝关节处加一个重物(如沙袋),重物的重量从1kg开始,每次增加1kg,直到4.5kg。每天练习3组,50次/组。

(4)步行训练:可在轻度倾斜坡度面上独立行走、单腿站立、跨障碍物等训练,15～30分钟/次,3次/日。行走练习先在平地开始,然后过渡到不同条件地面行走,逐步提高协调控制步态及快速行走的能力。

(5)上下楼梯训练:获得一定步行能力后,开始进行上下楼梯的训练。上楼时,健侧下肢先上;下楼时,患侧下肢先下。

(6)ADL训练:卧→坐→立转移训练、如厕转移训练、乘车转移训练以及穿脱鞋袜训练等。

6.术后第六阶段(12周之后)

此阶段康复目的:增加膝关节控制能力;增进心肺适应能力和功能性活动能力;提高步行能力,争取日常生活能力完全自理,回归职场角色或可从事体育休闲活动为目标。

(1)心肺适应能力训练:建议可骑乘功率自行车,中负荷,3次/周,30分钟/次。

(2)功能性活动训练:根据康复治疗师的评估,给予针对性的治疗活动。

五、康复预防

人工关节置换术后的康复计划,应遵循个体化、渐进性、全面性三个原则,除了患肢锻炼,同时注重健肢、上肢主动活动,呼吸训练以及心理咨询,使患者消除忧虑,增强生活信心。通过康复可以促进患者恢复体力,增加肌力,增大关节活动度,减少术后并发症,使患者的运动和日常生活能力获得最大限度的恢复。

（一）全髋关节置换术后患者的社区康复预防

人工髋关节置换术后的康复计划的制订，应根据社区或家庭的具体环境、患者本人的具体条件、手术入路的方式、选择假体的类型等制订。社区工作者应向患者说明训练的目的、方法及要领，得到患者的充分配合。在日常活动或康复训练中，为避免髋关节脱位，指导患者严格遵守人工髋关节的活动角度限制及负重限制。康复训练的环境需宽敞明亮，注意安全，防止摔倒。不论采取什么方式的康复方法，患者应及时向康复治疗师或者家属反馈自己的感觉，从而根据反应调整治疗强度。

在日常生活中要注意的问题。

1.睡眠时要在两腿之间放置枕头，转身时要以健肢向上，卧在床上时勿交叠双脚。仰睡时，不可交叠双脚。侧睡时，患侧腿应在下。

2.坐椅时，要经常保持髋关节弯曲小于90°。避免坐矮椅或软沙发，若必须坐矮椅时，先要将关节置换的腿伸直，不应屈伸向前、垫高脚或交叠双脚。术后第一个月内坐的时间不宜过长，以免导致髋关节水肿。

3.由站至坐或坐至站起时，要慢慢将身体移后直至健肢触到椅边，坐下前，先将患侧脚向前伸出，利用椅柄支撑身体缓缓坐下，勿把身体向前倾。起立时，应先将身体移到椅边，伸出患侧脚，并利用椅柄把身体撑起。

4.如厕时要用加高的自制坐便器，或在辅助下身体后倾患腿前伸如厕。

5.术后2周内不要突然转身或伸手去取身后的物品，不要弯腰捡拾地面物品。

6.乘车时，臀部位置尽可能向前坐，身体向后靠，腿尽量前伸。

7.沐浴时，应有家属陪护，浴室中最好有座椅、扶栏等辅助装备，不要使用浴缸。

8.穿脱鞋袜或裤子时，可请别人帮忙或使用辅助器具，选择不系带的松紧鞋、宽松裤。

9.运动时，术后6周内应避免跳舞、体育运动等（可以游泳，但不可蛙泳）有强度的活动。避免进行对新髋关节产生过度压力造成磨损的活动，如跳跃、快跑、滑雪、滑水、网球等。

10.6～8周内避免性生活，性生活时要防止患侧下肢极度外展，并避免受压。

（二）全膝关节置换术后患者的社区康复预防

膝关节置换术后的康复计划的制订，在执行前也要根据社区及患者家庭的环境、条件等确定，并逐步实施。社区工作者要教会患者及家属训练方法，要告知患者及家属在训练时及日常生活中应注意的细节。训练时，患者可坐在床边，主动屈伸小腿或坐在床上，膝关节下垫一枕头使膝关节屈曲，然后伸直，每日多练习。同时配合全身关节的运动，如散步、上下楼等。这样，不仅使膝关节得到锻炼，同样可使全身得到锻炼，增强体质，训练中避免剧烈运动，不要做跳跃和急转运动，防止关节损伤。

在日常生活中，要使患者保持理想的体重，行走时应使用拐杖或习步架来保护膝关节，避免膝关节过度负担，以减少关节磨损的机会；在坐、站、躺时避免交叉腿和膝，行走时应注意以小步走动来转身，避免扭转膝关节；在家中选择牢固、直背、有扶手的椅子，有利于患者站起或坐下，不要坐在低软的沙发或躺椅上；洗浴时应注意浴室中最好有座椅、扶栏等辅助装备，不要使用浴缸，沐浴时应有家属陪护，避免滑倒。

第五节　骨性关节炎的康复

一、概述

骨性关节炎（OA）是由多种因素（生物力学、生物化学与基因等）相互作用引起关节软骨纤维化、皲裂、溃疡、脱失而致的关节疾病。是社区中老年人中最常见的关节疾病，60 岁以上老年人，患病率为 50%，75 岁以上人群，患病率高达 80%，致残率约为 53%。原发性 OA 易患因素包括遗传基因、年龄、种族、性别、肥胖等，中老年多见。继发性 OA 多发生于中青年，常继发于创伤、炎症、关节不稳定等慢性反复的积累性劳损或先天性发育异常。较常累及的关节为膝、髋和手，主要表现为关节疼痛、肿胀、僵硬、关节活动受限与不稳定等功能障碍。发病缓慢，可由于年龄增长、关节不合理运动等原因反复发作或加重，影响患者的日常生活与工作。

二、康复目标

充分利用社区优势，通过健康教育、社区及家庭康复、改善家庭和社区环境，减轻疼痛，改善功能，延缓疾病进展，改善预后，降低残障，增进活动与参与能力。

三、康复评定

（一）病史总结

包括年龄、性别、身高、体重、症状、诱发因素（如关节外伤、先天畸形、肥胖）、病程、相关检查结果（如影像学、血液检查）、既往治疗情况及效果、既往疾病史等。

1.体重

体重指数(BMI)=体重(kg)/[身高(m)]^2,正常男性为22～25,女性21～26,>26为肥胖。

2.影像学检查

X线检查发现关节间隙变窄,软骨下骨硬化,软骨边缘骨赘形成,负重区软骨下骨形成囊性变。MRI可显示关节软骨出现碎裂、破损,关节内滑膜和关节囊受脱落的软骨碎片的刺激充血水肿、增生肥厚。

(二)功能评定

1.疼痛

包括疼痛的部位、持续时间、强度(VAS,压力疼痛评定)、加重和缓解因素等。较全面的疼痛评定应包括生物、社会及心理因素,可运用各种疼痛量表进行评定。

2.肌肉结构与功能

常用的评定方法有:肢体围度测量,肌肉超声,表面肌电图、徒手肌力测试、等速肌力评定等。需注意的是急性发作期,患肢肿胀使肢体围度测量并不能很好地反映肌肉萎缩的程度,而疼痛、心理因素也会影响肌力测试的结果。

3.关节活动度

通常采用关节量角法,进行病损关节和相邻关节的关节活动度测量。

4.关节结构

关节畸形、力线变化可采取目测、三维步态分析,关节肿胀可采用肢体围度测量评定,超声检查关节囊或髌上囊是否有积液。

5.韧带的稳定性

根据病损关节采取相应的检查评估,如膝关节可采取抽屉试验,检查交叉韧带;膝关节内外翻应力试验,检查内外侧副韧带稳定性。

(三)活动与参与能力评定

1.日常生活活动能力评定

采用Barthel指数评定。

2.受累关节功能评定

如HSS髋、膝、肘关节功能评定,手功能评定等。

(四)环境的评定

居住环境如住宅类型,居住楼层,是否有电梯,住宅面积大小,人口密度多少,有无斜坡;室内环境,如门宽能否允许轮椅自由室内转移,厕所类型;家庭结构,能否在急性期或后期获得家人或邻居的帮助;社区资源和社区服务,如是否能提供拐杖、步行器、轮椅等;医疗帮助的获得等。

四、康复治疗

(一)物理因子治疗

疼痛、肿胀急性加重时,可采用超短波、TENS、中频等,减轻疼痛与肿胀。

(二)药物治疗

疼痛肿胀明显,可采用非甾体类药物缓解肿胀与疼痛,注意药物的副作用,可增加质子泵抑制剂保护胃黏膜;盐酸氨基葡萄糖营养软骨,关节积液多时可行关节穿刺抽出积液,注入玻璃酸钠或皮质类固醇后弹力绷带包扎。

(三)改善关节活动度训练

1.关节松动

对于急性期患者可在不引起疼痛加重范围内进行关节松动,可在膝关节屈曲25°,即休息位,施用Ⅰ、Ⅱ级关节松动手法,缓解疼痛、维持或改善关节活动范围,此期避免牵伸。急性炎症缓解后,施用Ⅲ、Ⅳ级关节松动手法,在膝关节开链运动中,膝关节的伸直伴随着胫骨的外旋,屈曲时胫骨内旋;而在闭链运动时,如足立于地面,膝伸直伴随股骨的外旋,膝屈曲时,股骨内旋。因此内、外旋不足可导致膝关节伸直和屈曲受限。进行关节松动时应注意通过屈曲与伸直活动中的旋转来改善关节活动范围。

(1)膝关节屈曲受限:胫骨置于内旋位,在胫骨内侧施力使之由前向后方滑动。

(2)膝关节伸直受限:将胫骨置于外旋位,在胫骨的外侧施与由后向前的滑动。

2.牵伸

(1)膝关节屈曲受限:①被动牵伸:膝关节屈曲至最大角度,徒手持续牵引,牵引时间根据患者耐受程度,老年人适宜和有效的牵引时间为15秒、30秒和60秒,重复4次。每周2～5次。社区可采用简易滑轮,远端以低重量沙袋,持续牵引15～30分钟或利用股四头肌训练椅或腰椎牵引机进行被动器械牵引。②自我牵伸:面对墙仰卧位,臀部靠墙,屈髋伸膝,双下肢垂直置于墙面上,患侧膝关节屈曲,足部沿墙面滑动至最大屈曲角度,维持15～60秒。③神经肌肉诱发牵伸:可采用固定-放松-主动肌收缩模式,先将膝关节主动屈曲至最大角度即可感觉软组织抵抗,但不引起疼痛,再让股四头肌做抗阻力等长收缩5～10秒,放松,然后主动屈曲膝关节至最大角度,治疗师辅助维持这一角度10秒,重复整个动作程序。

(2)膝关节伸直受限:①被动牵伸:俯卧位,骨盆固定,髌骨下垫一软毛巾,踝关节置于床外,将沙袋置于踝关节上。仰卧位,膝关节尽量伸直,毛巾卷垫在小腿远端下方，沙袋置于股骨远端。②自我牵伸：长坐位，远端小腿下方垫一毛巾卷，双手压在股骨远端。③神经肌肉诱发牵伸：以采用固定-放松-主动肌收缩模式为例，仰卧或俯卧位，髋、膝关节尽可能伸直至最大角度，治疗师辅助进行腘绳肌抗阻收缩5～10秒，放松，然后主动伸直膝关节最大角度，维持10秒，重复整个程序。

（四）提高肌肉功能训练

膝关节是下肢最重要的承重关节之一，稳定性较关节活动度的改善更为重要，骨骼与韧带是静态稳定的基础，动态的稳定牵涉到神经肌肉系统的动作控制，前馈及反馈机制可在关节受到不同的压力、负荷时，调整肌肉的力量维持动态稳定性。膝骨性关节炎肌肉功能下降的机制，主要有活动减少导致的废用性萎缩及关节源性肌抑制。减轻疼痛，提高膝关节周围肌群的肌力，是维持膝关节动态稳定的重要措施。肌力训练常采取的方式，有开链运动与闭链运动。开链运动可减少关节负荷，是骨性关节炎患者较为适合的训练方式，但日常生活活动中大多数功能性活动均为闭链运动，可选用水中运动方式进行训练，下面介绍几种社区及家庭适宜的方法。

1.股四头肌肌力训练

（1）股四头肌定位收缩：仰卧位或坐位，膝关节自然伸直，教导患者踝关节背屈，尽量伸膝，用腿压床。维持10秒，放下10秒，10～15次为1组，每组间休息1分钟。

（2）直腿抬高：一侧下肢屈髋屈膝，另一侧下肢直腿抬高，屈髋45°，维持5～10秒。10～15次为1组。当患者可完成2～3组时，可减小直腿抬高角度至30°和15°以增加阻力。

（3）直腿下降：当患者无法完成直腿抬高时，可被动将下肢直腿抬高至最大角度，让患者保持伸膝位缓慢下降，当膝关节开始屈曲时，让患者停在该角度，重新将患者下肢抬高到起始位，试着让患者每次保持伸膝位更低一些。当患者可完成全范围直腿下降时，可开始直腿抬高训练。

（4）多角度等长收缩：在不同角度做功的肌肉不同，而同一肌群在不同角度下收缩的力量也不一样，可利用生理溢流作用，可每间隔20°进行一组适当的等长收缩练习，同时可以避开疼痛弧，以获得整个肌群力量的提高。每次以最大收缩力维持6～10秒，休息10秒，每组10次，每个角度2～3组。

（5）全范围伸膝训练：在患者无疼痛，且稳定性较好时，可采用全范围伸膝抗阻训练。

（6）股内侧肌训练：传统的观点认为股内侧肌在膝关节伸直的最后15°～30°起

决定性作用，但并无循证依据，但股内侧肌对髌骨的运动轨迹具有重要影响，可采用短弧末伸膝和电刺激进行训练。

上述训练课根据患者的肌力程度，逐渐增加重复次数进行耐力训练，再增加阻力进行肌力训练。

2.腘绳肌肌力训练

(1)腘绳肌定位收缩：仰卧位或坐位，膝关节自然伸直或膝下垫毛巾卷，教导患者踝关节跖屈，用足跟压床，收缩腘绳肌，维持10秒，放下10秒，10～15次为1组，每组间休息1分钟。

(2)多角度等长收缩：腘绳肌在膝关节不同角度下做等长收缩，参见股四头肌训练方法。

(五)功能性活动训练

1.上、下踏步训练

开始以训练台阶要地低，做向前、向后、侧向踏步训练，逐渐增加高度至居家和社区活动中的高度，并通过上述练习决定环境和社区改造的必要性，或采取替代方式进行上下楼梯的活动。

2.靠墙下蹲练习

靠墙下蹲可部分减少体重对膝关节的负荷，从微屈开始练习，逐渐增加角度，以不加剧症状和引起关节内咔嚓声为宜，练习从不同高度的椅子上坐下和站起，确定不引起症状加重的椅子高度，并以此做家居改造。

3.半弓箭步

可将健侧下肢在前，患侧在后，逐渐练习弯腰拾物，弯腰时注意腹肌收缩，提高躯干稳定性。

(六)辅助器具与矫形器

骨性关节炎患者多数原发或继发不同程度的下肢力线异常，足部矫形鞋垫或功能性运动鞋等有助于矫正下肢力线，减少损伤关节软骨处的剪切压力，从而减轻疼痛，延缓病情。拐杖、助行器、轮椅等对于急性期和晚期患者，可减少关节负荷，减轻症状，提高患者的活动参与能力。

(七)心理治疗

针对存在的抑郁、焦虑进行心理辅导，组织适宜的社区娱乐活动，家庭和社区提供支持等改善心理状况。

五、康复预防

1.合理饮食

控制体重,避免身体肥胖,减少关节负担。

2.避免不良姿势

减少或避免屈膝运动和作业,如久蹲。

3.休息和安全运动

告知患者如何随着症状的改变对休息与运动作相应的调整。较多研究表明,慢走可促进软骨代谢,增加关节软骨厚度,有效地预防骨关节炎。OA早期,关节疼痛通常在负重后加重,休息后好转,找到休息与活动的平衡点至关重要,可选择不增加关节负荷的有氧锻炼如游泳、骑自行车保持日常活动量,增进心肺功能;减少增加关节负荷的运动,如爬楼梯、爬山,避免长时间跑、跳等关节冲击性运动。OA后期或炎性发作期,疼痛在休息时也可出现,负重后明显加重,应使用手杖、助行器或轮椅等减少关节的负荷,缓解疼痛。可在耐受范围内采取床上运动进行关节活动及保持活动量。

4.骨性关节炎关节活动受限的特点

一般晨起关节活动受限明显,即"晨僵",久坐后关节僵硬,活动时关节内有摩擦感,稍加活动后好转,告知患者在起床或久坐站起时,先主动活动关节。后期或炎性期,床上卧位休息时,应避免长期膝下垫枕等措施使膝关节处于屈曲位,导致关节挛缩。

5.积极配合康复治疗

按照运动训练指导,完成家庭训练计划如关节活动、肌力、耐力训练,提高功能水平。

6.功能适应

针对已经存在的病变,可通过增加马桶垫高度、座椅的高度等减少功能活动时的不适。尽量不爬楼梯,上下楼最好乘坐电梯。

第五章　内脏疾病的康复

第一节　冠心病的康复

一、概述

冠状动脉粥样硬化性心脏病（冠心病）是最常见的心血管疾病之一。冠心病康复医疗是临床治疗的基本组成部分。

（一）定义

冠心病是由于血脂增高致使冠状动脉壁脂质沉积形成粥样硬化斑块，逐步发展为血管狭窄乃至闭塞。粥样斑块脱落可以造成突然血管闭塞和心肌梗死。病理生理核心是心肌耗氧和供氧失平衡。

（二）临床诊断

1.心绞痛

是以发生于胸部、颌部、肩部、背部或手臂的不适感为特征的临床综合征，常发生于冠心病患者，但亦可发生于瓣膜性心脏病、肥厚性心肌病和控制不良的高血压患者。心绞痛分为稳定型心绞痛（劳力性心绞痛）和不稳定型心绞痛。后者分为以下亚型。

（1）静息性心绞痛：心绞痛发作于休息时，新近1周持续时间大于20分钟。

（2）新近发作性心绞痛：首发症状2个月内出现心绞痛，严重度＞CCSCⅢ级。

（3）恶化性心绞痛：原心绞痛发作次数频繁，持续时间延长，或发作阈值降低，例如在首发症状后2个月内心绞痛的严重度至少增加了一个CCSC等级。

2.急性心肌梗死（AMI）

诊断必须具备下列3条中的2条：

（1）缺血性胸痛病史；

（2）心电图动态演变；

（3）血清心肌坏死标志物浓度的动态改变。

(三)康复意义

冠心病康复是指综合采用主动积极的身体、心理、行为和社会活动的训练与再训练,帮助患者缓解症状,改善心血管功能,在生理、心理、社会、职业和娱乐等方面达到理想状态,提高生活质量。同时强调积极干预冠心病危险因素,阻止或延缓疾病的发展过程,减轻残疾和减少再次发作的危险。冠心病康复治疗会影响患者周围人群对冠心病风险因素的认识,从而有利于尚未患冠心病的人改变不良生活方式,达到预防疾病的目的。所以从实质上,冠心病康复可扩展到尚未发病的人群。

(四)主要功能障碍

1.循环功能障碍

冠心病患者心血管系统适应性下降,循环功能障碍。

2.呼吸功能障碍

长期心血管功能障碍可导致肺循环功能障碍,肺血管和肺泡气体交换效率降低,吸氧能力下降,诱发或加重缺氧症状。

3.全身运动耐力减退

机体吸氧能力减退和肌肉萎缩,限制全身运动耐力。

4.代谢功能障碍

脂质代谢和糖代谢障碍,表现为血胆固醇和甘油三酯增高,高密度脂蛋白胆固醇降低。脂肪和能量物质摄入过多而缺乏运动是基本原因。缺乏运动还可导致胰岛素抵抗,除了引起糖代谢障碍外,还可促使形成高胰岛素血症和血脂升高。

5.行为障碍

冠心病患者往往伴有不良生活习惯、心理障碍等,也是影响患者日常生活和治疗的重要因素。

(五)康复治疗分期

根据冠心病康复治疗的特征,国际上将康复治疗分为三期。

1.Ⅰ期

指急性心肌梗死或急性冠脉综合征住院期康复,发达国家为3~7天。

2.Ⅱ期

指患者出院开始,至病情稳定性完全建立为止,时间5~6周。由于急性阶段缩短,Ⅱ期的时间也趋向于逐渐缩短。

3.Ⅲ期

指病情处于较长期稳定状态,或Ⅱ期过程结束的冠心病患者,包括陈旧性心肌梗死、稳定型心绞痛及隐性冠心病。康复程序一般为2~3个月,自我锻炼应该持续终生。有人将终生维持的锻炼列为第Ⅳ期。

(六)适应证

1.Ⅰ期

患者生命体征稳定,无明显心绞痛,安静心率<110 次/分,无心衰、严重心律失常和心源性休克,血压基本正常,体温正常。

2.Ⅱ期

与Ⅰ期相似,患者病情稳定,运动能力达到 3 代谢当量(METs)以上,家庭活动时无显著症状和体征。

3.Ⅲ期

临床病情稳定者,包括陈旧性心肌梗死、稳定型劳力性心绞痛、隐性冠心病、冠状动脉分流术和腔内成型术后、心脏移植术后、安装起搏器后。过去被列为禁忌证的一些情况如病情稳定的心功能减退、室壁瘤等现正在被逐步列入适应证的范畴。

(七)禁忌证

凡是康复训练过程中可诱发临床病情恶化的情况都列为禁忌证,包括原发病临床病情不稳定或合并新临床病症。稳定与不稳定是相对概念,与康复医疗人员的技术水平、训练监护条件、治疗理念都有关系。此外不理解或不合作者不宜进行康复治疗。

(八)康复治疗原理

1.Ⅰ期

康复通过适当活动,减少或消除绝对卧床休息所带来的不利影响。

2.Ⅱ期

康复保持适当的体力活动,逐步适应家庭活动,等待病情完全稳定,准备参加Ⅲ期康复锻炼。有的康复中心在Ⅱ期开始进行心电监护下的运动锻炼,其实际效益尚有待论证。

3.Ⅲ期康复

(1)外周效应:指心脏之外的组织和器官发生的适应性改变,是公认的冠心病和各类心血管疾病的康复治疗机制。①肌肉适应性改善:长期运动训练后肌肉毛细血管密度和数量增加,运动时毛细血管开放的数量和口径增加,肌肉运动时血液-细胞气体交换的面积和效率相对增加,外周骨骼肌氧摄取能力提高,动静脉氧差增大。②运动肌氧利用能力和代谢能力改善:肌细胞线粒体数量、质量和氧化酶活性提高,骨骼肌氧利用率增强。肌细胞胰岛素受体开放数量增加,葡萄糖进入细胞的速率和数量增加,从而运动能量代谢效率改善,血流需求相对减少。③交感神经兴奋性降低，血液儿茶酚胺含量降低。④肌肉收缩机械效率提高，定量运动时能量消耗相对减少。⑤最大运动能力提高。由于定量运动时心脏负荷减轻，心肌耗氧量降低，最大运动能力相应提高。外周效应需要数周时间才能形成，停止训练则丧失，因此训练必须持之以恒。

(2)中心效应：指训练对心脏的直接作用，主要为心脏侧支循环形成，冠状动脉储备提高，心肌内在收缩性相应提高。动物实验已经获得积极的结果，但是临床研究尚有待进行。

(3)危险因素控制：康复治疗的重要方面，主要包括：①改善脂质代谢异常。②改善高血糖及糖耐量异常。③控制高血压。④改善血液高凝状态。⑤帮助戒烟。

（九）康复疗效

有效的康复治疗可使死亡率降低，积极参加康复锻炼者比不运动者的死亡率可以降低29%。同时致死性心肌梗死发生率也可降低。

二、康复评定

（一）心电运动试验

制订运动处方一般采用分级症状限制型心电运动试验。出院前评估则采用6分钟步行，或低水平运动试验。

（二）超声心动图运动试验

超声心动图可以直接反映心肌活动的情况，从而揭示心肌收缩和舒张功能，还可以反映心脏内血流变化情况，所以有利于提供运动心电图所不能显示的重要信息。运动超声心动图比安静时检查更加有利于揭示潜在的异常，从而提高试验的敏感性。检查一般采用卧位踏车的方式，以保持在运动时超声探头可以稳定地固定在胸壁，减少检测干扰。较少采用坐位踏车或活动平板方式。运动方案可以参照心电运动试验。

（三）行为类型评定

Friedman 和 Rosenman (1974)提出行为类型，其特征如下。

1.A 类型

工作主动、有进取心和雄心、有强烈的时间紧迫感(同一时间总是想做两件以上的事)，但是往往缺乏耐心、易激惹、情绪易波动。此行为类型的应激反应较强烈，因此需要将应激处理作为康复的基本内容。

2.B 类型

平易近人、耐心、充分利用业余时间放松自己、不受时间驱使、无过度的竞争性。

三、康复治疗

（一）Ⅰ期康复

1.治疗目标

低水平运动试验阴性，可以按正常节奏连续行走 100～200m 或上下 1～2 层楼而无症状和体征。运动能力达到 2～3METs，能够适应家庭生活，患者理解冠心病的危险因素及注意事项，在心理上适应疾病的发作和处理生活中的相关问题。

2.治疗方案

以循序渐进地增加活动量为原则，生命体征一旦稳定，无并发症时即可开始。要根据患者的自我感觉，尽量进行可以耐受的日常活动。此期康复一般在心脏科进行，因此医学生应该掌握。

（1）床上活动：从床上的肢体活动开始，包括呼吸训练。肢体活动一般从远端肢体活动开始，从不抗地心引力的活动开始，强调活动时呼吸自然、平稳，没有任何憋气和用力的现象。然后逐步开始抗阻活动，例如捏气球、皮球，或拉皮筋等，一般不需要专用器械。吃饭、洗脸、刷牙、穿衣等日常生活活动可以早期进行。

（2）呼吸训练：呼吸训练主要指腹式呼吸，要点是吸气时腹部浮起，膈肌尽量下降；呼气时腹部收缩，把肺的气体尽量排出。呼气与吸气之间要均匀、连贯、缓慢，但不可憋气。

（3）坐位训练：坐位是重要的康复起始点。开始坐时可以有靠背或将床头抬高。有依托坐的能量消耗与卧位相同，直立的心脏负荷低于卧位。

（4）步行训练：步行训练从床边站立开始，然后床边步行。开始时最好进行若干次心电监护活动。要特别注意避免上肢高于心脏水平的活动。此类活动的心脏负荷增加很大，常是诱发意外的原因。

（5）大便：饮食结构的调整得到公认，患者大便务必保持通畅。在床边放置简易坐便器，让患者坐位大便，其心脏负荷和能量消耗均小于卧床，也比较容易排便。

（6）上楼：上楼的运动负荷主要取决于上楼的速度。一般每上一级台阶可以稍事休息，以保证没有任何症状。

（7）心理康复与常识宣教：患者急性发病后，往往有显著的焦虑和恐惧感。护士和康复治疗师必须安排对于患者的医学常识教育，使其理解冠心病的发病特点、注意事项和预防再次发作的方法。特别强调戒烟、低脂低盐饮食、规律的生活、个性修养等。

(8)康复方案调整与监护：如果患者在训练过程中没有不良反应，运动或活动时心率增加<10 次/分，次日训练可以进入下一阶段。运动中心率增加在 20 次/分左右，则需要继续同一级别的运动。心率增加超过 20 次/分，或出现任何不良反应，则应该退回到前一阶段运动，甚至暂时停止运动训练。为了保证活动的安全性，可以在医学或心电监护下开始所有的新活动。在无任何异常的情况下，重复性的活动不一定要连续监护。

(9)出院前评估及治疗策略：患者达到训练目标后可以安排出院。患者出现并发症或运动试验异常者则需要进一步检查，并适当延长住院时间。

(10)发展趋势：由于患者住院时间日益缩短，国际上主张 3～5 天出院。早期康复治疗不要遵循固定的模式。

(二)Ⅱ期康复

1.康复目标

逐步恢复一般日常生活活动能力，包括轻度家务劳动、娱乐活动等。运动能力达到 4～6METs，提高生活质量。对体力活动没有更高要求的患者可停留在此期。此期在患者家庭完成。

2.治疗方案

散步、医疗体操、气功、家庭卫生、厨房活动、园艺活动或在邻近区域购物，活动强度为 40%～50% HRmax，RPE 不超过 13～15。一般活动均须医务监测；较大强度活动时可用远程心电图监护系统监测。无并发症的患者可在家属帮助下逐步过渡到无监护活动。所有上肢超过心脏平面的活动均为高强度运动，应该避免或减少。日常生活和工作时应采用能量节约策略，如制订合理的工作或日常活动程序，减少不必要的动作和体力消耗等，以尽可能提高工作和体能效率。每周需要门诊随访一次。任何不适均应暂停运动，及时就诊。

(三)Ⅲ期康复

1.康复目标

巩固Ⅱ期康复成果，控制危险因素，改善或提高体力活动能力和心血管功能，恢复发病前的生活和工作。此期可以在康复中心完成，也可以在社区进行。

2.治疗方案

全面康复方案包括有氧训练、循环抗阻训练、柔韧性训练、医疗体操、作业训练、放松性训练、行为治疗、心理治疗等。在整体方案中,有氧训练是最重要的核心。本节主要介绍有氧训练的基本方法。

(1)运动方式:步行、登山、游泳、骑车、中国传统形式的拳操等。慢跑曾经是推荐的运动,但是其运动强度较大,运动损伤较常见,近年来已经不主张使用。

(2)训练形式:可以分为间断性和连续性运动。间断性运动指基本训练期有若干次高峰靶强度,高峰强度之间强度降低。优点是可以获得较强的运动刺激,同时时间较短,不至于引起不可逆的病理性改变。缺点是需要不断调节运动强度,操作比较麻烦。连续性运动指训练的靶强度持续不变.这是传统的操作方式,主要优点是简便,患者相对比较容易适应。

(3)运动量:运动量是康复治疗的核心,要达到一定阈值才能产生训练效应。合理的每周总运动量为700～2000cal(1cal＝4.184J,相当于步行10～32km)。运动量＜700卡/周只能维持身体活动水平,而不能提高运动能力。运动量＞2000卡/周则不增加训练效应。运动总量无明显性别差异。运动量的基本要素为:强度、时间和频率。①运动强度:运动训练所必须达到的基本训练强度称之为靶强度,可用心率(HRmax)、心率储备、最大吸氧量(VO_2max)、METs、RPE等方式表达。靶强度与最大强度的差值,是训练的安全系数。靶强度一般为40%～85% VO_2max或METs,或60%～80% HR储备,或70%～85% HRmax。靶强度越高,产生心脏中心训练效应的可能性就越大。②运动时间:指每次运动锻炼的时间。靶强度运动一般持续10～60分钟。在额定运动总量的前提下,训练时间与强度呈反比。准备活动和结束活动的时间另外计算。③训练频率:训练频率指每周训练的次数。国际上多数采用每周3～5天的频率。

合适运动量的主要标志:运动时稍出汗,轻度呼吸加快.但不影响对话,早晨起床时感觉舒适,无持续的疲劳感和其他不适感。

(4)训练实施:每次训练都必须包括准备、训练和结束活动。①准备活动:目的是预热,即让肌肉、关节、韧带和心血管系统逐步适应训练期的运动应激。运动强度较小,运动方式包括牵伸运动及大肌群活动,要确保全身主要关节和肌肉都有所活动,一般采用医疗体操、太极拳等,也可附加小强度步行。②训练活动:指达到靶训练强度的活动,中低强度训练的主要机制是外周适应作用,高强度训练的机制是中心训练效应。③结束活动:主要目的是冷却,即让高度兴奋的心血管应激逐步降低,适应运动停止后血流动力学改变。运动方式可以与训练方式相同,但强度逐步减小。

充分的准备与结束活动是防止训练意外的重要环节(训练心血管意外75%均

发生在这两个时期),对预防运动损伤也有积极的作用。

(5)注意事项:①选择适当的运动,避免竞技性运动。②只在感觉良好时运动。感冒或发热症状和体征消失2天以上再恢复运动。③注意周围环境因素对运动反应的影响,包括:寒冷和炎热气候要相对降低运动量和运动强度,避免在阳光下和炎热气温时剧烈运动(理想环境:温度4～28℃,风速<7m/s);穿戴宽松、舒适、透气的衣服和鞋;上坡时要减慢速度。饭后不作剧烈运动。④患者需要理解个人能力的限制,应定期检查和修正运动处方,避免过度训练。药物治疗发生变化时,要注意相应调整运动方案。参加训练前应该进行尽可能充分的身体检查。对于参加剧烈运动者尽可能要先进行心电运动试验。⑤警惕症状。运动时如发现心绞痛或其他症状,应停止运动,及时就医。⑥训练必须持之以恒,如间隔4～7天以上,再开始运动时宜稍减低强度。

3.性功能障碍及康复

Ⅲ期康复应该将恢复性生活作为目标(除非患者没有需求)。判断患者是否可以进行性生活的简易试验有:①上二层楼试验(同时作心电监测)。通常性生活心脏射血量约比安静时高50%,这和快速上二层楼的心血管反应相似。②观察患者能否完成5～6METs的活动,因为采用放松体位的性生活最高能耗约4～5METs。日常生活中看精彩球赛时的心率可能会超过性生活。在恢复性生活前应该经过充分的康复训练,并得到经治医师的认可。应该教育患者采用放松姿势和方式,避免大量进食后进行。必要时在开始恢复性生活时采用心电检测。

第二节　糖尿病的康复

一、概述

糖尿病是由遗传和环境因素共同作用引起的一组以糖代谢紊乱为主要表现的临床综合征,是以血浆葡萄糖增高为特征的代谢内分泌疾病,其基本病理生理为绝对或相对胰岛素分泌不足和胰升糖素活性增高所引起的碳水化合物、蛋白质、脂肪、水及电解质等代谢紊乱,严重时常导致酸碱平衡失常;其特征为高血糖、尿糖、葡萄糖耐量减低及胰岛素释放试验异常。临床上早期无症状,至症状期才有多食、多饮、多尿、烦渴、善饥、消瘦或肥胖、疲乏无力等症群,久病者常伴发心脑血管、肾、眼及神经等病变。严重病例或应激时可发生酮症酸中毒、高渗性昏迷、乳酸性酸中毒而威胁生命,常易并发化脓性感染、尿路感染、肺结核等。自从胰岛素及抗菌药物问世后酮症及感染已少见,病死率明显下降。如能及早防治,严格和持久控制血糖、高血压、高血脂,可明显减少慢性并发症,患者体力可接近正常。

过去20年世界糖尿病患者数量飞速增长,并且由于社会经济的发展、生活水平的提高及生活方式的改变预计将来还会增加。WHO资料:1994年世界糖尿病患者为1.2亿,1997年为1.35亿,2000年为1.75亿,2010年为2.39亿,2025年则可达3亿,新增加的糖尿病患者约2/3或3/4在发展中国家。据1980年的调查,我国糖尿病患病率为0.67%,1996年上升至3.21%,据估计,目前我国糖尿病患者约5000万,约占世界糖尿病患者总数的1/4,每年还以120万人的数目递增。

本病多见于中老年,45岁后明显上升,60岁达高峰。干部、知识分子、退休工人、家庭妇女较高,农民较低,脑力劳动者高于体力劳动者,城市居民高于农村居民。体重超重者[体重指数(BMI)≥24]患病率3倍于体重正常者。回族最高,汉族次之,其他少数民族与汉族相仿。

1997年WHO/ADA(美国糖尿病学会)糖尿病分类为:1型糖尿病(β细胞毁坏,导致胰岛素绝对不足);2型糖尿病(胰岛素抵抗和胰岛素代偿性分泌反应不足联合所致);特殊类型糖尿病(较少见,由其他原因所致,如胰岛β细胞功能遗传缺陷,胰岛素作用遗传缺陷,胰腺外分泌疾病,药物或化学品所致);妊娠期糖尿病。在流行病学的研究中主要以1型和2型糖尿病为主,后者占糖尿病的85%左右。我国糖尿病绝大多数属2型。

二、康复评定

(一)诊断标准

血糖水平是一个连续分布的定量指标,可能存在一个大致的分隔点,即阈值(threshold),血糖高于此阈值时引起不良后果的风险大为增加。我国流行病学调查结果支持1999年WHO推荐的糖尿病诊断标准。

空腹血糖、随机血糖及口服葡萄糖耐量试验(OGTT)均可用于糖尿病的诊断,必要时在次日复查核实。空腹葡萄糖受损(IFG)和葡萄糖耐量减退(IGT)是未达糖尿病诊断标准的高血糖状态,称糖尿病前期。2003年11月国际糖尿病专家委员会建议将IFG的界限值修订为5.6～6.9mmol/L,如≥7.0mmol/L应考虑糖尿病。IFG和IGT都是发生糖尿病和血管疾病的危险因素。最近研究证明,生活方式干预能延缓其发展至2型糖尿病的速度。

(二)糖尿病的生化控制目标

糖尿病控制的生化指标,目前尚无统一规定,亚太地区2型糖尿病政策组制订的生化控制指标(2002 年)。

三、康复治疗

糖尿病综合防治主要包括饮食治疗、运动疗法、药物治疗(口服降糖药、胰岛素等)、糖尿病健康教育、自我监测血糖以及心理治疗。

(一)饮食治疗

饮食治疗是糖尿病治疗的基础,应严格和长期执行。

1.制订每日总热量

首先按患者性别、年龄和身高查表或计算出理想体重,理想体重(kg)=身高(cm)-105;然后根据理想体重和工作性质,参考原来生活习惯等因素,计算每日所需总热量。成人卧床休息状态下每日每千克理想体重给予热量 105~126kJ(25~30kcal),轻体力劳动 126~146kJ(30~35kcal),中度体力劳动 146~167kJ(35~40kcal),重体力劳动者 167kJ(40kcal)以上。青少年、孕妇、哺乳、营养不良和消瘦及伴有消耗性疾病者应酌情增加,肥胖者酌减,使患者逐渐控制在理想体重的±5%范围内。

2.营养素的热量

分配用严格控制碳水化合物的摄入,同时增加脂肪和蛋白质摄取以达到控制血糖的目的,是错误和无益的。低碳水化合物饮食可控制内源性胰岛素的释放;但摄入过多碳水化合物对胰岛素 B 细胞功能也不利,且可导致糖异生过度。碳水化合物摄入量通常应占总热量的 50%~60%,提倡食用粗制米、面和一定量的杂粮,忌食蔗糖、葡萄糖、蜜糖及其制品(各种糖果、甜糕点、冰淇淋及含糖软饮料等)。

长期高脂肪饮食可导致胰岛素抵抗和促进动脉粥样硬化,脂肪的摄入量要严格限制在总热量的 20%~25%,其中饱和脂肪酸<10%,单不饱和脂肪酸有使 HDL-C 增高作用,应尽量达到 10%~15%,其余由多不饱和脂肪酸补充。限制食物中脂肪量,少食动物脂肪,尽量用植物油代替;如已有高胆固醇血症,还应限制胆固醇的摄入量(<300mg/d),蛋黄、动物内脏及奶酪均富含胆固醇。

一般糖尿病患者(无肾病及特殊需要者)每日蛋白质摄入量占总热量的15%~20%(每日每千克理想体重 0.8~1.2g),其中动物蛋白占 1/3,以保证必需氨基酸的供给。糖尿病肾病时,早期即应减少蛋白质的摄入量;血尿素氮升高者,应限制摄入量。生长发育期青少年、妊娠或哺乳、营养不良和伴消耗疾病时,蛋白质摄入量可适当增加。

3.制订食谱

每日总热量及营养素组成确定后，根据各种食物的产热量确定食谱。每克碳水化合物和蛋白质分别产热 16.8kJ(4kcal)，每克脂肪产热 37.8kJ(9kcal)。根据生活习惯、病情和配合药物治疗的需要，可按每日三餐分配为 1/5,2/5、2/5 或 1/3、1/3、1/3；也可按 4 餐分配为 1/7、2/7、2/7、2/7。

4.其他

健康状况良好且膳食多样化的糖尿病患者很少发生维生素与矿物质等微量元素的缺乏。食物纤维不被小肠消化吸收，但能带来饱感，有助于减食减重；能延缓糖和脂肪的吸收，可溶性食物纤维(谷物、麦片、豆类中含量较多)能吸附肠道内的胆固醇，延缓碳水化合物的吸收，有助于降低血糖和胆固醇水平。糖尿病患者每日的食盐摄入量不应超过 7g，伴肾病者应＜6g，有高血压者应＜3g。糖尿病患者应忌酒，饮酒可干扰血糖控制和饮食治疗计划的执行，大量饮酒可诱发酮症酸中毒，长期饮酒可引起酒精性肝硬化、胰腺炎等。

(二)运动疗法

1.作用机制

(1)运动对胰岛素抵抗的作用：肥胖、高血压、高脂血症、冠心病和糖尿病常合并存在，成为胰岛素抵抗的综合征。运动能减轻体重，增加血中 HDL 含量，降低 LDL 和 VLDL 的含量，降低血压，预防动脉粥样硬化，改善心血管的功能。

(2)运动对胰岛素受体和受体后水平的作用：近年的研究显示，运动对糖尿病胰岛素的改善并不作用于受体水平，而可能是作用于受体后水平。运动使骨骼肌细胞内葡萄糖转运蛋白($GLUT_4$)基因转录增加，使 $GLUT_4$ mRNA 含量增加，促进 $GLUT_4$ 从细胞内易位至细胞膜，加强葡萄糖的转运和利用，从而降低血糖。

(3)其他作用：运动能促进机体的新陈代谢，减轻精神紧张及焦虑情绪，改善中枢神经系统的调节机制，增加机体的抵抗力，对预防糖尿病的慢性并发症有一定作用。

2.适应证和禁忌证

(1)适应证：主要适用于轻度和中度 2 型糖尿病患者，尤其是肥胖者。病情稳定的 1 型糖尿病患者也可进行运动锻炼。

(2)禁忌证：①急性并发症如酮症、酮症酸中毒及高渗状态；②空腹血糖＞15.0mmol/L或有严重的低血糖倾向；③感染；④心力衰竭或心律失常；⑤严重糖尿病肾病；⑥严重糖尿病视网膜病变；⑦严重糖尿病足；⑧新近发生的血栓。

3.运动处方

(1)运动方式:适用于糖尿病患者的训练是低至中等强度的有氧运动。常采用有较多肌群参加的持续性的周期性运动。一般选择患者感兴趣、简单、易坚持的项目,如步行、慢跑、登楼、游泳、划船、有氧体操、球类等活动,也可利用活动平板、功率自行车等器械来进行。运动方式因人而异。1 型糖尿病患者多为儿童和青少年,可根据他们的兴趣爱好及运动能力选择,如游泳、踢球、跳绳、舞蹈等娱乐性运动训练,以提高他们对运动的积极性;合并周围神经病变的糖尿病患者可进行游泳、上肢运动、低阻力功率车等训练;下肢及足部溃疡者不宜慢走、跑步,可采用上肢运动和腹肌训练;视网膜病变者选择步行或低阻力功率车;老年糖尿病患者适合平道快走或步行、太极拳、体操、自行车及轻度家务劳动等低强度的运动。

(2)运动强度:运动量是运动方案的核心,运动量的大小由运动强度、运动持续时间和运动频度三个因素决定。在制订和实施运动计划的过程中,必须遵循个体化的差异、肥胖程度、糖尿病的类型和并发症的不同,给患者制订出能将风险降低至最低的个体化运动处方。运动量是否合适,应视患者运动后的反应作为标准。运动后精力充沛,不易疲劳,心率常在运动后 10 分钟内恢复至安静时心率说明运动量合适。运动强度决定了运动的效果,一般以运动中的心率作为评定运动强度大小的指标,靶心率的测定最好通过运动试验获得,常取运动试验中最高心率的 70%～80%作为靶心率。也可根据年龄计算:靶心率=170－年龄。开始时宜用低强度进行运动,BMI 30 或中、重度肥胖者可进行中等甚至更强的运动。

(3)运动频率:运动时间可自 10 分钟开始,逐步延长,达到靶心率的运动累计时间以每日 20～30 分钟为佳。每天 1 次或每周运动 3～4 次。次数过少,运动间歇超过 3～4 天,则运动训练的效果及运动蓄积效应将减少,已获得改善的胰岛素敏感性将会消失,这样就难以达到运动的效果,故运动疗法实施必须每周 3 次以上,最好每日都能进行。

(4)运动时间的选择:以餐后 30 分钟～1 小时运动为宜。

4.运动注意事项

制订运动方案前,应对患者进行全面的检查,详细询问病史及进行体格检查,并进行血糖、血脂、血酮、肝肾功能、血压、心电图、运动负荷试验、X 线胸片、关节和足的检查。运动实施前、后必须要有热身活动和放松运动,以避免心脑血管事件发生或肌肉关节的损伤;适当减少口服降糖药或胰岛素的剂量,以防发生低血糖;胰岛素的注射部位应避开运动肌群,以免加快该部位的胰岛素吸收,诱发低血糖,一般选择腹部为好;适当补充糖水或甜饮料,预防低血糖的发生。

（三）药物治疗

1.口服抗糖尿病药物

根据病情选用一种或两种药物联合治疗。

(1)促胰岛素分泌剂：①磺酰脲类：如格列齐特 80～240mg/d；格列吡嗪 5～30mg/d 等，餐前服。②格列奈类：如瑞格列奈，每次 0.5～4mg；那格列奈，每次 120mg 餐前口服。

(2)胰岛素增敏剂：①双胍类：可选用二甲双胍 0.5～2.0g/d，餐后服用。②噻唑烷二酮类：罗格列酮，4～8mg/d，早、晚服用。

(3)α-糖苷酶抑制剂：阿卡波糖（拜糖平）150～300mg/d，餐时服用。

2.胰岛素治疗

人工合成胰岛素制剂有短效胰岛素，3～4 次/天，餐前 30 分钟皮下注射；中长效胰岛素 1～2 次/天，早、晚餐前 30 分钟皮下注射；预混胰岛素，1～2 次/天，早、晚餐前 30 分钟皮下注射。根据病情选择制剂和剂量，监测血糖，调整胰岛素剂量。

（四）健康教育

健康教育被公认是其他治疗成败的关键。良好的健康教育可充分调动患者的主观能动性，积极配合治疗，有利于疾病控制达标、防止各种并发症的发生和发展，降低耗费和负担，使患者和国家均受益。健康教育的对象包括糖尿病防治专业人员的培训，医务人员的继续医学教育，患者及其家属和公众的卫生保健教育。应对患者和家属耐心宣教，使其认识到糖尿病是终身疾病，治疗需持之以恒。让患者了解糖尿病的基础知识和治疗控制要求，学会测定血糖。如有条件，学会使用便携式血糖计，掌握饮食治疗的具体措施和体育锻炼的具体要求，使用降糖药物的注意事项，学会胰岛素注射技术，从而在医务人员指导下长期合理治疗达标，坚持随访，按需要调整治疗方案。生活制度应规律，戒烟和烈酒，讲求个人卫生，预防各种感染。

（五）自我监测血糖

自我监测血糖是近 10 年来糖尿病患者管理方法的主要进展之一，为糖尿病患者和保健人员提供一种动态数据，应用便携式血糖计可经常观察和记录患者血糖水平，为调整药物剂量提供依据。此外，每 2～3 个月定期复查 GhbA1c（糖化血红蛋白 A1），了解糖尿病病情控制程度，以便及时调整治疗方案。每年 1～2 次全面复查，并着重了解血脂水平，心、肾、神经功能和眼底情况，以便尽早发现大血管、微血管并发症，给予相应的治疗。实践证明，长期良好的病情控制可在一定程度上延缓或预防并发症的发生。

(六)心理治疗

糖尿病是一种慢性疾病,病程长,患者常会出现各种心理障碍,从而影响患者的情绪,不利于病情的稳定。有研究表明,糖尿病患者在疲劳、焦虑、失望和激动时,可见血糖升高,对胰岛素需要量增加。另外,在应激状况下,肾上腺素、去甲肾上腺素分泌增多,胰岛素的分泌受抑制,致使血胰岛素水平下降,血糖升高。因此,在治疗糖尿病的同时,必须重视心理康复治疗,减少各种不良的心理刺激,并学会正确对待自身的疾病,取得对自身疾病的正确认识,树立信心,达到心理平衡,从而有利于糖尿病的控制。

1.精神分析法

也称心理分析,是通过有计划、有目的地同糖尿病患者进行交谈,听取患者对病情的叙述,帮助患者对糖尿病有一完整的认识,建立起战胜疾病的信心。

2.生物反馈疗法

是借助于肌电或血压等生物反馈训练,放松肌肉,同时消除心理紧张,间接地有利于血糖的控制。

3.音乐疗法

通过欣赏轻松、愉快的音乐,消除烦恼和焦虑,消除心理障碍。

4.其他

可举办形式多样的糖尿病教育与生活指导座谈会、经验交流会、观光旅游等活动,帮助患者消除心理障碍,有利于病情稳定。

四、糖尿病足的康复

根据 WHO 的定义,糖尿病足是与下肢远端神经异常和不同程度的周围血管病变相关的足部感染、溃疡和(或)深部组织的破坏。发病年龄多在 40 岁以上,且发病率随年龄增大而增高。糖尿病足主要的严重后果是足溃疡和截肢,其中大约 5%～10%的患者需行截肢手术。在非创伤性截肢中,糖尿病患者占 50%以上。截肢者常见于黑人和男性患者。糖尿病足萎缩性病变的基础是神经和血管病变,而感染则加重其病变。在年轻的 1 型糖尿病患者中,主要为神经病变,而在老年控制不理想的 2 型糖尿病患者中,血管和神经因素几乎处于同等重要的地位。

(一)预防

定期观察和检查足及鞋袜,糖尿病患者至少每年进行 1 次足部检查,对高危患者足部检查应更频繁(每 3～6 个月 1 次)。积极控制糖尿病,严格控制高血糖;严格控制高血脂及各种导致动脉粥样硬化的因素;保持足部卫生。每天用温水洗足,但避免热水烫伤;鞋袜要清洁、宽松、柔软、合脚,通气要良好。第一次穿新鞋要试走 1～2 分钟，看是否合脚；不宜赤脚行走。不宜穿拖鞋外出；足部有畸形，要看足科或骨科医生；自行用刀片剪修胼胝要小心，不要削得太深，不要削得出血，以免引起感染；使用鸡眼膏要小心，它是腐融性药物，腐融过深易引发感染；适当运动，不要抽烟；有足病，要及时治疗。

（二）治疗

糖尿病足一般采用综合治疗。

1.内科治疗

控制血糖、控制感染，用药物改善下肢循环等。

2.外科治疗

包括动脉重建术、截肢术等。

3.康复治疗

改善下肢循环及治疗感染溃烂的创口和坏疽。

(1)改善下肢循环：①按摩治疗：自感染溃烂或坏疽部位以上用适当的力量作向心性推摩，10～12 分钟，每天 1～2 次。有助于静脉和淋巴液回流和水肿的消退。②运动治疗：第一节：患者平卧，患肢伸直抬高 45°。作足趾的背伸跖屈活动 30 次，每天 1～2 次。第二节：患者平卧，患肢伸直抬高 45°。作踝关节的伸屈活动 30 次。每天 1～2 回。第三节：患肢为左侧，患者平卧，体左侧靠床缘，患肢伸直抬高 45°维持 2～3 分钟，最后平放床上 2～3 分钟。如此重复 5～6 遍。每天 1～2 回。视病情轻重，患者可行选做 1～2 节均可。持之以恒，会有收效。③正负压治疗：正负压治疗需借助于一个正负压治疗仪来进行。将患肢放入一个有机玻璃舱内，然后电脑控制，注入或吸出空气，使压强在－6.8kPa～＋13.4kPa 之间交替进行，每相均维持 30 秒，每次做 1 小时，每天 1 次。其治疗原理是，负相阶段下肢动脉灌注非常快而充分；正相阶段，静脉和淋巴液回流非常快而充分。反复进行，下肢的血液循环可得到被动的有效的加强。另外，负压相，感染深而积脓的患足，透过玻璃舱看到脓液被吸引而冒出来，对引流有力。在上述压强范围内，经临床实践，未引发 1 例脓毒血症或菌血症。

(2)感染溃烂创口和坏疽的处理：①对感染溃烂的创口最好进行漩涡浴治疗。视创口的大小，脓液的多寡，每天 1～2 次，每次 30 分钟。其作用是：首先将创口的脓、血、痂和腐烂组织清除干净，其次大大减少创面的细菌数量。用水为自来水加 10ml 的消佳净原液。临床实践，从未发生不良反应。②清创：糖尿病足的清创，采用蚕食的方式是可取的。每隔 1～2 天清理 1 次，把腐烂的组织、无生机的组织剪去。当创面有肉芽组织形成，创面周边的痂皮应尽量撕去，使创面周边皮肤生发层细胞匍匐地向中央爬行生长。

第六章 其他常见疾病的康复

第一节 骨质疏松症的康复

一、概述

骨质疏松症系多种原因引起的一组以单位体积内骨量减少，骨显微结构改变，骨力学性能下降，骨折危险增加为特征的代谢性骨病，可分为原发性骨质疏松和继发性骨质疏松。原发性骨质疏松又称老年性骨质疏松，在女性称绝经后骨质疏松。由其他疾病引起的骨质疏松成继发性骨质疏松。骨质疏松的严重后果是骨折，以脊柱、髋关节、尺桡骨骨折多见。

（一）病因

骨质疏松的发病与性别、年龄、种族、地域和饮食习惯有关，可分为以下两类。

1.不可控制因素

人种（白种、黄种人危险高于黑人）、老龄、女性绝经、母系家族史。

2.可控制因素

低体重、性激素低下、吸烟、过度饮酒、咖啡及碳酸饮料、体力活动缺乏、饮食中钙和维生素 D 缺乏、有影响骨代谢疾病和应用影响骨代谢药物。

（二）诊断标准

（1）详细的病史和体检是临床诊断的基本依据。

（2）X 线检查：骨量减少 30%后，椎骨终板变薄，负重的垂直骨小梁明显（因水平骨小梁消失），及椎体内与邻近软组织间放射密度对比消失。常表现为胸椎压缩型的锥体骨折或由椎间盘挤压引起终板双凹陷压缩（腰椎多见）的“气球状”变形。

（3）骨密度检查：基于双能 X 线吸收法（DXA）测定，正常骨密度（BMD）或骨含量（BMC）在正常青年人的 1 个标准差之内，低骨量或骨量减少为低于正常青年人平均值 1～2.5 个标准差之间，骨质疏松为低于正常青年人平均值的 2.5SD；严重骨质疏松为低于正常青年人平均值的 2.5 个标准差，伴有一个或一个以上的骨折。

但低骨量者也比同年龄健康者的骨折危险明显增加。男性诊断标准尚未建立。

二、康复评定

对于骨质疏松的康复评定主要涉及疼痛、骨折的易发因素以及功能状况的评价。

(一)疼痛评定

主要是评价疼痛的强度、持续时间以及对其生活的影响,多采用国际公认可靠的 McGill 疼痛问卷(MPQ)进行评定。

(二)骨折

是骨质疏松症患者最常见的临床表现之一,并常导致严重的后果。文献报道70%的45岁以上人群的骨折可归因于骨质疏松症,并且由于骨折而导致功能障碍甚至死亡数量惊人。骨折的评定主要涉及骨折的部位、程度及骨折的影响,包括疼痛、运动功能、生存质量的影响等。

(三)周围环境评定

评估患者生活环境中是否存在易致跌倒的因素,如:防碍行走的障碍物,过于光滑的地面,照明不足等。

(四)ADL 评定

一般选用功能独立性评价量表(FIM)、健康调查简表(SF-36)等进行评定。目前 WHO 根据关于功能、残疾和健康的新观点,推广使用 ICF 量表以说明个体的健康状况。

(五)骨质疏松患病危险因素的评估

患病因素的评估是有效预防骨质疏松发病、加重、产生骨折的重要依据。目前认为高龄、绝经后女性、体重大、运动缺乏、由于各种原因致钙摄入不足或维生素 D 缺乏都易罹患骨质疏松,而伴有感觉障碍、平衡障碍、视力障碍以及不良运动习惯如攀爬和溜冰的患者更易发生骨折。容易导致跌倒的环境因素也越来越受到重视。

三、预防

骨质疏松症给患者生活带来极大不便和痛苦,治疗收效缓慢,一旦骨折又难以愈合可危及生命,因此,要特别强调三级预防。

（一）一级预防

(1)合理的膳食营养：多食用含钙、磷高的食品，如鱼、虾、虾皮、海带、牛奶(250ml 含钙 300mg)、乳制品、鸡蛋、豆类、精杂粮、芝麻、瓜子、绿叶蔬菜等。

(2)养成良好的生活习惯：如坚持体育锻炼，多接受日光浴，不吸烟、不饮酒、少喝咖啡、浓茶及含碳酸饮料，少吃糖及食盐和动物蛋白，晚婚、少育，哺乳期不宜过长等。

(3)对易患人群应坚持长期预防性补钙或服用固体骨肽制剂，以安全、有效地预防骨质疏松。

(4)加强对高危人群的监测，重点随访，早期发现，早期治疗，早期康复。

（二）二级预防

已经诊断为骨质疏松患者，应采取措施防止骨钙进一步丢失，预防骨折等并发症。

(1)积极补充钙剂和维生素 D，并予以其他药物治疗。

(2)摒弃不良的生活习惯，进行合理的运动训练。

(3)对绝经后妇女的骨质疏松应予以长期雌激素替代治疗，对与糖尿病、类风湿关节炎、甲旁亢/甲亢、骨转移癌、肝硬化等疾病引起的骨质疏松要积极治疗原发疾病。

(4)注意防跌倒知识的培训和进行必要的环境改造。

（三）三级预防

针对已出现骨折的患者，减少残疾的发生或程度。

(1)营养支持、补钙、药物治疗促进骨生长、遏制骨丢失。

(2)视患者情况积极手术，早期开始运动治疗、物理治疗、作业治疗以及心理治疗，尽快促进骨折愈合，改善患者的生活质量。

四、康复治疗

（一）药物治疗

药物治疗可以减轻骨质疏松的疼痛，增加骨量，预防骨折，应以抑制骨吸收、促进骨形成为原则，提倡早用药、长期用药、联合用药。按药物的作用机制可以分为三类：骨吸收抑制剂、骨形成促进药物和促进骨矿化药物。骨吸收抑制剂对绝经后骨质疏松有预防和治疗作用，常包括性激素替代疗法、选择性雌激素受体调制剂、双膦酸盐和降钙素等四类药物；骨形成促进剂包括甲状旁腺素、氟制剂和维生素 D

及其衍生物。临床常用药物包括以下几种。

1.钙剂

每天服用钙剂含元素钙600mg,即可满足人体需要。

2.雌激素类

尼尔雌醇,每周1mg,口服,适用于绝经后早期的妇女。配合使用孕激素,可使治疗效果更安全有效。

3.降钙素类

一般第1周每天肌肉注射50～100IU,以后隔日或每周肌注50～100IU,在使用降钙素治疗期间,均需在食物中每日补钙,活性钙5～10g,3次/日,口服,或维生素D_3 0.25μg,1～2次/日。3个月为1个疗程,临床证明,联合用药比单一用药疗效显著。

4.维生素D

在适量补充钙剂的同时,应补充维生素D 400IU/d,或骨化三醇0.25～0.25μg/d,阿法骨化醇0.25～1μg/d。

5.双膦酸盐

这是一类与钙有高度亲和力的人工合成化合物,可以抑制破骨细胞的生成和骨吸收,抑制破骨细胞的活性。常用药物有依替膦二钠、帕米膦酸钠和阿仑膦酸钠等。

6.骨肽片

该药是用来治疗风湿类和风湿性关节炎的,是唯一的口服骨肽制剂,能直接到达骨质疏松部位,靶向性好,含有多种骨生长因子。

(二)运动治疗

运动治疗可以减少骨量丢失、增加骨量、改善骨密度和骨强度、改善骨质疏松患者运动功能、平衡功能和ADL能力。运动项目包括下面几种。

1.有氧运动

运动剂量应由医生根据患者心肺功能、运动器官的功能状态、年龄、性别及运动爱好等特点制订运动处方。一般最佳的运动强度为最大耗氧量(VO_2max)的60%左右,每天20～30分钟,每周3～5次即可。

2.负重训练

每天至少做2小时负重站立和肌肉收缩练习,原则是"超负荷",即在运动过程中加在骨上的负荷应大于日常活动中的负荷,这样可以最大限度地刺激骨量的增加,运动时间和强度应随着患者能力的增加而相应的增加。

3.肌力训练

腰背肌训练、上下肢肌力训练。应用小负荷进行抗阻肌力训练。

4.骨质疏松运动(Goodman 练习法)

适用于预防骨质疏松和骨质疏松的早期患者。该法意在增加腰背、腹肌及四肢肌力的力量及柔韧性;禁忌是腰背部的过度屈曲;每次 30 分钟,每日 2 次。

5.平衡训练

重心转移、单腿站立训练平衡功能。

6.佩戴矫形器

骨质疏松严重者训练时要佩戴矫形器,防止脊柱变形或锥体压缩骨折。常用的有 Tewelt 矫形器,Taylor 带式矫形器,腰骶部围腰及弹性围腰等。

(三)康复教育

1.注重均衡饮食,控制饮食结构

每日坚持食用新鲜蔬菜、水果,避免酸性物质摄入过量以防止钙流失。

2.建立良好的生活习惯

3.坚持多做户外活动、多晒太阳

步行能有效维持脊柱及四肢骨盐含量,适合老年骨质疏松患者,一般以每日步行大于 5 千步,小于 1 万步为宜(2～3km)。日本学者发现,每日步行少于 5 千步,则骨量下降,大于 1 万步则骨量增加不明显,而两者之间则骨量明显增加,步行锻炼能防治下肢及脊柱的骨质疏松。

4.在日常生活中注意保持正确的体位和姿势

坐位或立位时应伸直腰背,收缩腹肌、臀肌,增加腹压,吸气时扩胸伸背,接着收颏和向前压肩,或坐直背靠椅;卧位时应平仰,低枕,尽量使背部伸直,坚持睡硬板床,对所有患者无论其有无骨折都要进行本项训练,使其习惯本训练所要求的姿势。

5.进行防跌倒宣教与训练

(1)家庭自我运动训练在医生指导下,在家中长期坚持进行肌力、肌耐力、关节活动度和平衡功能训练和步行锻炼,适当增加神经肌肉系统的训练,以提高运动的应急能力和对环境的适应能力、防止跌倒。

(2)积极治疗基础疾病,但应选择对老人平衡、反应和认知能力影响比较小的药物。

(3)避免独居、独处,独居老人常有害怕摔倒的心理,长期懒于活动而导致功能缺陷,跌倒的危险性也随之升高。

（4）必要的家庭环境改造，如改善照明、地防滑、地面无杂物都可以减少倒地危险，也可以为患者佩戴手杖以增加稳定性。

6.保持良好的心情

不要有过大的心理压力。适当的调节心情和自身压力可以保持弱碱性体质，从而预防骨质疏松的发生。

第二节 癌症的康复

一、概述

目前，恶性肿瘤的5年存活率超过50%。肿瘤治疗的目的不仅是简单的存活，而且应尽可能的改善患者的功能状况和生存质量，这为康复医学的介入提供了平台。

Cromes把肿瘤康复定义为：在疾病及其治疗的影响下，帮助肿瘤患者最大限度地获得躯体、社会、心理和职业能力。

恶性肿瘤康复主要是根据肿瘤的特点及可能的功能障碍进行健康教育，同时根据患者的个体情况和需求选择不同的康复治疗方案，提倡康复治疗早期介入。康复的目标分为以下几点。

（1）重建：使患者的功能达到或基本达到疾病前的水平。

（2）支持：包括营养、心理等方面的支持。

（3）姑息：用于去除或减轻晚期患者的并发症，特别是疼痛。

（4）预防：尽可能减少恶性肿瘤及其治疗对患者造成的损伤。

二、康复评定

恶性肿瘤的功能评定主要包括病情评定、残疾评定及心理评定，残疾评定又可分为功能障碍、日常生活能力及社会参与能力的评定。

（一）病情评定

1.病理分级

一般有两种分级方法，一是分为三级，即高度分化、中度分化和低度分化，分化越低则恶性程度越高，二是采用四级法：Ⅰ级，未分化癌细胞占0～25%；Ⅱ级，未分化癌细胞占25%～50%；Ⅲ级，未分化癌细胞占50%～75%；Ⅳ级，未分化癌细胞占75%～100%。

2.临床分期

多数肿瘤可依据国际抗癌联合会制订了癌症的TNM分期法进行分期，T代表肿瘤的大小与局部侵犯的情形，又细分五级，从最轻微的T_0到最严重的T_4。N表示淋巴腺受侵犯的程度，分成四级，N_0表示淋巴腺未受侵犯，N_1表示距原发灶边缘3cm以内的淋巴结转移，N_2表示距原发灶边缘3cm以外的淋巴结转移，N_3表示有远隔部位的淋巴腺转移。M是器官转移的情形，最常指的是肝、肺，及骨骼；M_0表示无转移，M_1有近处器官转移，M_2则已发生远处器官转移。各种肿瘤的TNM分期标准有差异，根据TNM的分期又常将肿瘤分为四期。

3.营养状况评定

一般采用总体蛋白储存的评定、骨骼肌容量与脂肪厚度的评定、骨骼肌营养状况的评定等，也通过实验室检查进行全身营养状态的评定。体重减轻超过平时体重的10%为全身营养不良，体重急速减轻为重度营养不良的指标之一。

4.疼痛评定

随着肿瘤病情的发展，尤其是晚期发生骨转移时，疼痛剧烈难忍。目前较常用的是McGill疼痛问卷（MPQ）评定法，根据患者对疼痛程度打分来评定疼痛的程度。

（二）残疾评定

根据Raven的分类，恶性肿瘤残疾可分为四类。

（1）肿瘤已控制，无残疾。

（2）肿瘤已控制，因治疗而出现残疾，如子宫切除、乳房切除、截肢等。再如气管切开、结肠造口、回肠代膀胱、颌面根治术后缺损、软组织术后缺损，以及甲状腺、肾上腺、脑垂体等腺体切除等。另外肿瘤患者患病后出现精神、心理改变也属该类型。

（3）肿瘤已控制，因肿瘤而出现残疾。如软组织与骨破坏、病理性骨折、膀胱直肠功能障碍、各种瘫痪、恶病质、疼痛、贫血、营养不良等。

（4）肿瘤未控制，因肿瘤与治疗而导致的残疾。

（三）生存质量评定

1.Karnofzky患者活动状况分级标准

此标准广泛用于评定患者活动状况，分级标准见表6-1。

表6-1　Karnofzky患者活动状况分级标准

评分	活动状况
100	正常，无症状及体征
90	能正常活动，有轻微症状及体征
80	勉强可进行正常活动，有些症状或体征
70	生活可自理，但不能维持正常生活或工作
60	有时需人扶助，但大多数时间可自理
50	常需人照顾及给予药物治疗
40	生活不能自理，需特别照顾及治疗
30	生活严重不能自理，有住院指征，尚未达到病重指征
20	病重，需住院给予支持治疗
10	病危，临近死亡
0	死亡

2.五级分类法

0级：任何正常活动均不受限制。

1级：强体力劳动受限制，但可行动并能做轻松工作。

2级：能活动，生活可以自理，但不能做任何工作，卧床时间少于清醒时间的50%。

3级：仅有部分生活自理能力，卧床或坐在轮椅上的时间多于清醒时间的50%。

4级：生活完全不能自理，完全卧床或坐在轮椅上。

（四）心理评定

经临床确诊为恶性肿瘤的患者，其精神心理状态会发生剧烈的变化，如极度痛苦、悲伤失望、自卑、焦虑以及感到孤独无助，甚至欲采取自杀手段以希望得到解脱等。这些心理状态的改变对患者的治疗、生活等各方面会产生很大的影响。因此，在治疗、康复的各个阶段，应随时了解患者的心理活动和所存在的问题，进行分析评定。

三、康复治疗

（一）功能康复

包括功能障碍残疾的康复和职业性康复。

1.运动功能康复

应以有氧运动为主,运动量以能够增加患者的活力,减少不适感觉为准。

2.职业康复

通过指导患者重返工作岗位或重新选择合适的工作来促进患者的躯体功能和日常生活活动能力的恢复,同时提高其社会参与能力,改善情绪,树立自信。

(二)心理康复

恶性肿瘤患者不可避免的出现对包括躯体、情感、社会和认知功能四个方面存在着负面理解,临床表现为不同程度的忧郁、压抑、恐惧和绝望等心理障碍,甚至是性格改变,在困难面前倾向防御,偏于退缩,丧失信心。心理康复主要是针对恶性肿瘤患者的心理改变,有目的的采用各种心理治疗技术,并结合疾病的进展和临床特点进行支持性心理治疗,使患者对自己的病情有正确地认识,积极配合治疗,以良好的心态和乐观的精神适应日常的生活和工作。

恶性肿瘤患者的心理康复工作不但要由医务人员来进行,家属、亲友及同事都要密切配合,在不同的方面发挥作用。有条件的地区,通过参加肿瘤俱乐部,约请患类似肿瘤或残疾而康复较好的患者来互相交流,可能会收到较好的效果。

(三)疼痛的康复治疗

由恶性肿瘤引起的疼痛又称癌性疼痛,多发生在恶性肿瘤的中、晚期,绝大多数与肿瘤压迫神经或内脏、侵犯骨骼有关。疼痛治疗应遵循三阶梯止痛原则,以此规范化方法可解除80%肿瘤患者的疼痛。治疗中应体现“消除癌痛是基本人权”的理念,将提高生活质量的理念融人到癌症综合治疗中去。

(四)康复护理

1.预防并发症

如泌尿系感染、压疮、坠积性肺炎、关节挛缩、便秘等。

2.恶液质患者的护理

加强肠道护理,减轻恶心、厌食等症状。

(五)形体外貌的康复

可通过改变服饰以掩饰形体的缺陷,配备美容装饰性康复辅助装置,必要时可通过矫形手术弥补或矫正缺陷等。

(六)中西医结合在肿瘤康复与治疗中的应用

中医学认为肿瘤的发生是由于肌体内存在着功能失调或障碍,气血凝滞,致使正气严重不足所致,应以调整阴阳的辨证施治为其核心,着眼于全身状态的调节,重视提高机体的抗病能力,强调扶正祛邪,因而在改善临床症状,从而提高患者生存质量方面有独到的优势。

参考文献

1.励建安.康复医学.北京:科学出版社,2014

2.王玉龙.康复功能评定学.北京:人民卫生出版社,2013

3.倪朝民.神经康复学.北京:人民卫生出版社,2013

4.燕铁斌.康复医学前沿.北京:人民军医出版社,2014

5.励建安,张通.脑卒中康复治疗.北京:人民卫生出版社,2016

6.桑德春,贾子善.老年康复学.北京:北京科学技术出版社,2016

7.何成奇.内外科疾病康复学.北京:人民卫生出版社,2013

8.刘宏亮,武继祥.康复医学科临床速查掌中宝.北京:军事医学科学出版社,2014

9.和艳红,安丙辰.骨科疾病术后康复.郑州:河南科学技术出版社,2014

10.黄小玲,唐金树,李岩,等.骨科康复一体化模式对全膝关节置换术后功能恢复影响的临床研究.中国康复医学杂志,2016,31(8):868-873+898

11.陈燕,梁涛.心力衰竭患者运动康复的研究进展.中华护理杂志,2013,7:666-668

12.杨红专.脑卒中的康复治疗进展.中外医疗,2011,2:182-184

13.孙其凤,于从,吕菁.康复操在腰椎间盘突出症术后患者应用中的效果观察.现代临床护理,2010,5:36-38

14.戚红艳,武效芬,邵洪娟,等.脑损伤恢复期患者注意障碍的康复训练及效果.中华护理杂志,2011,46(11):1095-1098

15.黄桂兰,许明,黎帅,等.认知康复训练治疗脑损伤后认知功能障碍的Meta分析.中国康复,2017,32(2):95-98